U0109915

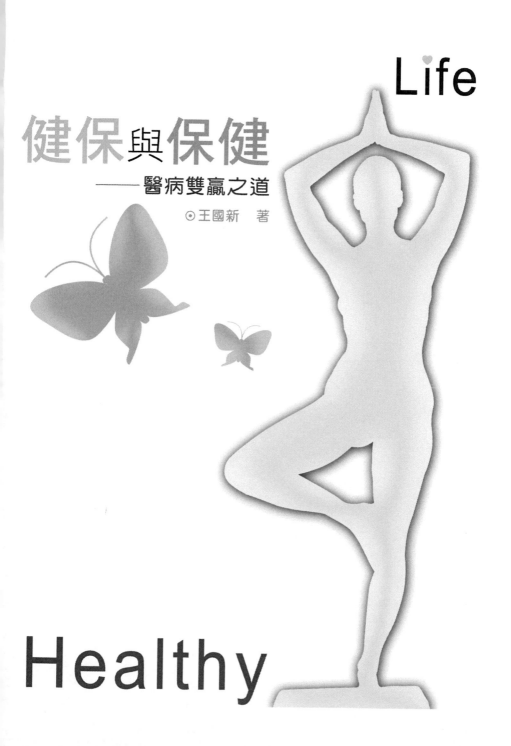

Life

健保與保健
——醫病雙贏之道

⊙王國新　著

Healthy

代序一

　　我極為樂意推薦王國新醫師這本新作，這是他全心投入國立台北大學通識課程——醫療與家庭講座，四年來之集大成。王醫師站在急診醫療最前線，歷經各大小醫院之洗禮，觀察到全民健保下醫界生態與醫病關係之變遷，提出對策與建議，本書可說是一本健保時代下的保健求生手冊。

　　王醫師自加入本院急診醫療以來，以其多年來臨床，教學和研究成績，協助本院通過教學評鑑，升等成為區域教學醫院；改善本院急診醫療水準，積極溝通誠意合作，深獲醫院內外人士與同仁好評；除此之外，王醫師還參與本院各項活動，包括體適能和爬樓梯比賽，屢獲佳績；並發揮其繪畫長才，出版《醫林漫畫》一書，舉辦院內醫療漫畫特展，讓本院文化水準耳目一新，變得更加多采多姿。

　　而今本院與北醫策略聯盟，進行廣泛的建教合作，並且拓展海外醫療合作，期待王國新醫師能再接再厲，發揮其醫療專長，回饋醫界，作育英才，豎立典範，必能挽回從醫的初衷，而有助於改善現今醫療社會之亂象。

台北縣立三重板橋醫院院長

沈希哲

代序二

　　王國新醫師是我三十年前，在北醫藥理學教出來的學生，我們師生兩人，一個是學藥學的，一個是學醫學的，沒想到後來，不約而同的先後留學日本，各自取得博士學位，現在都在健康教學的領域上自由發揮，互通有無，時相關照，他曾幫我開過刀，我在教學技巧上也傾囊相授，師生關係非常融洽。

　　王醫師自升任教育部定助理教授以來，歷經各大專院校教職洗禮，任教病理學於馬偕護專三年，開創意外傷害防治課程於真理大學三年，帶領聖母護專生理學實驗和藥理學一年，以及國立台北大學通識課程四年，教學認真、活潑，頗受好評。除了教學之外，王醫師並努力著作，先後寫成《醫心一得》、《急診生涯夢》、《意外傷害防治》，甚至發揮其繪畫長才，出版《醫林漫畫》，可說真是多才多藝。

　　我極為樂意推薦王國新醫師這本新作，這是他全心投入台北大學通識課程四年來之集大成，在學生的擁護和期待中完成的佳作，秉持著王醫師素來對社會大眾健康之關懷，站在醫療最前線的王醫師，一針見血的道出健保的諸多問題，足供為政者參考之外，更實用於一般社會大眾，可以藉此洞悉健保醫療下保健之道，巧妙運用，怡情養生，可說是一本充滿睿智的保健寶典。

　　以王國新醫師之努力和才華，本應回饋學界，作育醫學英才，必能帶給醫科學子莫大之鼓舞和啟發，特別是王醫師本身之敦品勵行，足堪為士林楷模，有助於改善現今醫療社會之亂象，挽回醫學的理念和熱情。雖然現今流落於醫學大學之外，也能保持熱心助人，積極傳道的精神，誠屬不易，這也驗證了——玉在山而草木潤，淵生珠而涯不枯，好人終究不會被埋沒。

　　期待王國新醫師能再接再厲，引領風騷，豎立典範，我們師徒殊途而同歸，在健保與保健教育上，一起傳道授業解惑也，也當傳為美談。

醫學系藥理學科暨醫學科究所教授

林松洲

代序三

　　畢業二十五年了，掌櫃（王國新醫師在學生時代的雅稱）不曾輕忽過他那一顆赤子之心；對於醫學界所發生的事件，仍然有諸多見解；對於發生在病患身上的種種，更有許多感同身受。更重要的是，他能夠、也願意把這些看法與感覺寫下來；這本書，可以做為一個現代知識份子良心的見證，更值得我們細細品讀。

　　我常常追尋掌櫃的足跡：到過哪家醫院？做過什麼事情？出版了哪些書？一方面是關心，另一方面是為了學習。他是大阪大學醫學博士、一般外科與急診醫學的雙重專科醫師，這必需有很大的勇氣與決心才做得到；不管他在哪裡服務，我總是為那邊的病人高興。

　　很久很久以前的學生時代，我與掌櫃談著：漁樵耕讀世間無雙事業，琴棋詩畫眼前惟一生涯。那時，是希望我們不要在時代的洪流之下迷失自我，看到這本書，我的內心非常興奮，因為這樣的心情果然在掌櫃的心靈深處駐足。

　　我至今仍然喜歡稱呼王國新醫師為掌櫃，就像我一貫喜歡他所出版的每一本書，也期待讀者跟我一起分享這本著作。

忠誠診所院長
賴鈺嘉

導　言

　　生病不是個人的事，影響全家人，甚至拖累一家生計，這樣悲慘的例子俯拾即是，不論古今中外。而醫學的目的原來是為了治療疾病的，但是在很多時候，卻也為個人和家庭帶來新的問題，尤其是在今天，全民健保搖搖欲墜的時刻，如何善用醫療資源以治療疾病，確保個人健康，進而維護一個家庭的正常運作，這的確是人人都應好好思考的題目。

　　全民健保於民國 84 年開辦，固然給國人帶來醫療之便利，但是也造成醫療浪費和透支的問題，而有二代健保之規劃，以及種種改革之議。可是改變國人就醫觀念以及改善醫病關係，還是得靠社會教育，於是透過通識課程，教育年輕的下一代，便成為本課程立論之基礎和使命。

　　盼望經由資深醫師之臨床經驗，結合各家學者之思維和辨證，能為年輕學子，國家未來的主人，家庭未來的支柱，找到合理的就醫方式，既能讓二代健保永續經營，也能讓個人的健康，乃至於家庭幸福得以維繫，成為社會穩定的力量。

　　多年來，致力於通識教育，將以個人臨床所見，配合當代醫學知識和研究，將現代生活中和健康息息相關的幾個主要課題提出討論，找出和健保連結之處，大家一起努力，而思其因應與改善之道，就如同時時突變以求新求生的過濾性病毒一

樣，面對詭譎多變的生存環境變遷，我們人類也應時時反省
檢討，如何調整與改變行為模式以趨吉避凶，獲得適者生存
的機會。

　　未來，我們應該發揚光大，擴大通識教育之層面和範圍，
鼓勵大眾參與健保相關課題之課程，藉著教學相長的腦力激
盪，如同推廣民主制度一樣，讓保健知識成為現代國民之普通
常識，人人關心個個參與，將健保制度經過規劃、調整、改進、
監督和提升，成為世界各國社會醫療制度之典範，充分發揮其
使命與功能，再造一個安全健康的現代社會。

　　本書之所以能夠順利付梓，歸功於吾妻採羚，大姊珍妮，
秀威經理林世玲、編輯黃姣潔，以及北大同學之指正，一併致
上誠摯謝忱。

王國新

2010.8.28 再版

目　次

健保——國民健康之所繫

　　生病不是個人的事，影響全家人，甚至拖累一家生計，這樣悲慘的例子俯拾即是，不論古今中外。一文錢逼死英雄漢，在全民健保實施以前，不知有多少家庭是被疾病拖垮的，然而健保實施後，並未給國人帶來想像中的幸福人生，為什麼呢？

　　根據國衛院的調查，自健保開辦十多年來，雖然國民就醫次數大為增加，但是國民健康並未能顯著改善，國民壽命之城鄉差距依然存在，即使國民普遍對健保有很高的滿意度，但是相對的，醫界則抱怨很多，以致引發數度抗爭以及醫護人員走上街頭之示威行動，國衛院因此提出建言要求改善，咸以為健保涵蓋面應該更廣，特別是預防醫學這方面。

　　醫學的目的原來是為了治療疾病的，但是在很多時候，卻也為個人和家庭帶來新的問題，要不要看病？到哪裡看病？怎樣看病？怎樣治病？並沒有普世共同的標準，如何善用醫療資源以維護一個家庭成員的健康，這的確是個人人都應思考的題目，尤其是在今天全民健保搖搖欲墜的時刻。

　　首先，我們必須強調的是，自己必須認知，自覺個人健康是自己該負的責任，很多人不愛惜自己的身體，生活未能節制，花天酒地，戕害自我身心，到頭來身心損壞，後悔莫及外，還連累了家庭與親友，令人遺憾。

民國 84 年開始施行的全民健保，固然給國人帶來醫療之便利，國民滿意度高達 70%，但是制度導引行為，也造成醫療浪費和透支的問題，更因此帶來醫療品質的低落，由是而有二代健保之規劃。可是改變國人就醫觀念，以及改善醫病關係，還是得靠社會教育，於是乎透過通識課程，教育年輕的下一代，便成為本課程立論之基礎和使命。

　　我國醫療支出占國內生產毛額之 4.5%，2004 年時升到 6.2%，比起其他先進國家算是偏低，竟然還做得起來，被譽為醫療保險之烏托邦，成為舉世奇蹟，而且全民健保保險費率和其他先進國家比較起來也是偏低的，開辦當年是 4.24%，七年後稍微調升到 4.55%，還引來社會大眾一片撻伐，可知調整困難，而虧損則逐年擴大，2007 年已達二百億之多，年年累積赤字，可說是岌岌可危之中。

　　苟全性命於盛世，善用健保以自保，經由醫院臨床教師之經驗，結合各家學者之思維和辨證，能為年輕學子，國家未來的主人，家庭未來的支柱，找到合情合理的就醫方式，既能讓二代健保永續經營，也能讓家庭成員之健康得以維繫，成為社會穩定的力量。

　　居今電腦資訊發達時代，收集資料非常方便，非常容易，整理資料仍須有賴訓練，而最重要的是在莫知所云的大量資訊中去蕪存菁，明辨真偽，然後付諸實行。只是隔行如隔山，如何透視醫療界之黑洞，走出光明大道，有待專家指引。

　　個人因緣際會，周遊列國，遊走於各大小醫院超過二十家以上，發現各家醫院醫療之實況，對每個醫院的經營方式和就

醫流程很感興趣，也深入探討各醫院之經營特色與各個醫師之評比，在健保制度下，醫護人員收入逐年下降，相對的工作負荷卻與日俱增，於是抗爭和不滿隨處可見，表現在臨床方面就是態度之轉變，怠工與防禦性醫療，而有人球案和訛詐健保之發生，在在考驗醫護人員之最後道德品格界線。

　　在此特別強調醫院管理理念和醫師本身品格，可以左右醫療水準和醫療品質，因為醫療並非商業，醫療是良心事業，而健保可說是社會福利，讓醫療品質透明化，如此讓社會大眾得以選擇良醫，避免浪費時間與金錢，為自己及家人尋求最適當醫療資源，也有助於全民健保之永續經營，化解醫病之歧見，並且趁機推廣社區醫學之概念，扭轉現今醫療體制之畸形發展，建立長治久安之大同社會。

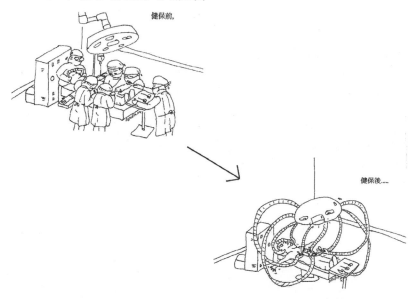

參考資料

1. 《家庭概論》，黃迺毓等，空大，1995。
2. 《醫療福利》，莫藜藜，亞太圖書，2002。
3. 《醫心一得》，王國新，巡弋公司，2000。
4. 《生病、生病，為什麼？》，廖月娟譯，天下文化，2001。
5. 《神經外科的黑色喜劇》，吳程遠譯，天下文化，2000。
6. 《急診室的瞬間》，廖月娟譯，先覺出版，2000。
7. 《公害與疾病》，王榮德，健康世界，1998。
8. 《第二意見》，陳萱芳譯，天下文化，2002。
9. 《揭開老化之謎》，洪蘭譯，商周出版，1999。
10. 《走過帕金森幽谷》，李良修，天下文化，1999。
11. 《用心聆聽》，黃達夫，天下文化，1997。
12. 《疼痛──不受歡迎的禮物》，江智惠譯，智庫文化，1996。
13. 《西藏生死書》，鄭振煌譯，張老師文化，1998。
14. 《一隻狗的遺囑》，莊靜君，皇冠文化，2001。
15. 《自然與人生》，周平譯，小知堂文化，2002。
16. 《老子的智慧》，任法融，地球出版社，1994。
17. 《生死之歌》，汪芸譯，天下文化，1996。
18. 《希望陪你長大》，鄭鴻，心靈工坊，2001。
19. 《誰來下手》，魯宓譯，張老師文化，1999。
20. 《我的教育、我的醫學之路》，何曼德，新新聞，2002。
21. 《非常醫療非常另類》，陳玉梅，天下文化，1999。
22. 《最稚齡的科學》，廖月娟譯，天下文化，2002。
23. 《新醫療社會學》，胡幼慧，心理出版，2001。
24. 《台灣醫療改革基金會》，〈thrf@seed.net0tw〉。
25. 《生活經濟學》，李誠，天下文化，2008。

附錄：健保下救人自救

　　幾年前，在郊區急診值班的某個晚上，收治了幾位夜遊摔車的大學生，還好只是皮肉傷，經過換藥處理準備打發他們出院，不久來了位老先生，自稱是病人家屬，而且跟我是醫護同行。我看了一眼就認出他原來就是附設醫院的老前輩，畢業後就沒見過面，所以也打哈哈，故做初識狀。他倒是很客氣的來和急診同仁寒暄拉關係，另外旁敲側擊的暗示是否要加照 X 光等等檢查，基於同行關係我們也都樂於照辦，當然後來檢查都正常，他很滿意的帶著小孩回去了。

　　我原先還以為他是愛子心切，所以不辭老遠趕來探視，幾年來我親睹健保施行後醫療品質之每下愈況，醫院主管卻只顧裁員和外包，我現在終於理解到，為甚麼當時他非得要親自出馬來本院關切了，他必定是目睹醫界之淪落，醫療品質難以信任，非得親自檢視才放心。

　　實在是因為在健保制度下，醫護人員飽受醫院內外煎熬，已經不能專心致志於醫療專業，而是必須配合健保政策起舞，用最便宜的學名藥，人事裁減遇缺不補，苦心焦慮於點數劾刪，專心開發自費項目，躲閃醫療糾紛，且戰且走，得過且過，這樣的醫療環境，正是健保制度下帶來的有如官僚公務員的怠職心態。

週六早上，遇到另外一位醫界同行來本院，探視其住院之親友，多年不見相談甚歡，只是不敢多問，醫學中心醫師居然可以週休二日，大老遠跑來鄉下醫院，可見在大醫院有多好混。

　　素知她的要求完美個性，只見她翻閱我們的病歷，逐頁審視，護士同仁皆議論紛紛，敢怒而不敢言。我若無其事的過去寒暄，再趁機和她聊一下病況與處理，我當然知道她是信不過我們才會親自出馬的，這是我們素來技不如人沒話說，還好她看了看，似乎找不出甚麼大破綻，也就笑顏逐開了。

　　雖然本科醫護人員對其行徑都很不爽，我倒是很想得開。其實我素來主張跨科共同照護，也很尊重第二意見，樂於和同行分享診療經驗，也肯聽從別人之建言，相信對病人照護必然有助益，又可以防止醫療疏失，一舉數得有何不可？

　　在今天健保瀕臨崩潰的醫療環境裡，醫護人員必須先求自保，也就是遇到親人住院，一定要親身拜訪和醫護同業坦誠溝通，一方面表示「You Care I Care」，鼓勵醫護人員多加照顧，一方面也是審視醫療步驟有無增補闕漏之處，提出建議和保證。該用的藥即使自費可也，該開的手術則不許拖延，醫護人員要先自救自己的親屬，否則很有可能命喪於健保也說不定。

人為什麼會生病？

　　人為什麼會生病？這是很常聽到的問題，尤其是正在生病的人。生病的時候，就會懷念沒生病時候的舒服，有的人會懊惱沒有好好養生，有的人會懊惱因為生病而錯過很多機會等等。拜全民健保之賜，現在很少人會因為生病而煩惱沒錢看病，也不致於因病就醫而傾家盪產，面對密集於都會的大小醫院和診所，反而是煩惱到哪家看病比較快、比較好，比起過去這叫做身在福中不知福，但是更有效率的就醫方式，有待學習和檢討，其實這也是開辦健保之目的。

◈ 疾病起源

　　疾病來自於內在或外來的因素，與身體免疫機構反應，對身體和精神造成傷害的結果。比如造成感冒的濾過性病毒，受到身體免疫系統反應，而有發燒、咳嗽、喉嚨痛與流鼻水之症狀，造成上呼吸道感染的疾病。

　　俗語說得好，「人吃五穀雜糧，沒有不生疾病者。」但是話說回來，獨沽一味，也會造成營養不均衡而致病，而且，造成同樣毒素之長期累積，也有中毒致癌的可能。比如長期嗜食醃製食物的人，造成肝癌或胃癌的機會就很大；畏懼沿海污染而改食深

海魚類，但深海魚類常有重金屬污染，長期進食深海魚類，有可能造成重金屬之累積而致病。

　　造成疾病的因素有哪些呢？可從環境和自我身體來探討。環境中的物理元素，包括冷、熱、光線等等；化學元素包括水質、鹽分、農藥殘留等等；生物因素則包括各種致病菌、寄生蟲和濾過性病毒等等。其實，不光是致病因素，只要身體免疫力變差，很多原來可以和平共存的體內細菌，都有可能趁機崛起致病，也就是臨床上所稱的機會性感染。身體本身也會因為保護能力之變化，或是先天性之缺陷或是老化虛弱而致病，總而言之，疾病之產生，在於致病因子、身體以及環境因素之互動失衡所致。

　　除了以上所述疾病致病因子外，有些疾病其實是人類自己製造的，比如車禍、戰爭、恐怖行動、環境破壞等等，有如打開了潘朵拉的盒子，人類也常常因為好奇與貪婪而惹禍上身。

　　疾病的型態，可以依照其發病之期間長短而分成急性或慢性，依照其傳染性之有無而分成傳染病或非傳染病，也可以依照其發生之地域來分成地方性、全國性乃至於區域性或全球性；也可依照職業或社會階級來區分，因人、時、地而有不同。

◈ 十大死因

　　由近來衛生署公告之全國十大死因來看，造成國人死亡最常見的原因仍然以癌症高居首位，其次皆為慢性成人病如中

風、心臟病、糖尿病等等，其實癌症也屬於慢性中老年人疾病，除了少見的年輕即發病的白血病為例外。由於這些都是中老年人常見的疾病，很容易被誤認為「船到橋頭自然直」，要知道這些慢性疾病之防治，必須從年輕時期就積極應對才能奏效。比如改善生活習慣、矯正不良嗜好、避免醃製或油膩食物、控制血壓和血糖等等，就能防止胃癌、腦中風、心肌梗塞和各種慢性疾病之惡化與提早發生。

至於事故傷害，這個年輕人最大的殺手，也隨著時代的進步而慢慢有所改善。比如民國 86 年起立法強制騎機車配戴安全帽，就能有效的改善機車車禍伴隨的頭部外傷致死之悲劇；加強勞工安全檢查與職業傷害防治，也能減少勞動人口之事故死傷；我們實在有理由相信，在很快的未來，國人健康持續改善的同時，平均壽命也將隨之延長，而接下來則是生活品質和老人照護，將成未來老化社會眾所關切的新課題。

◈ *疾病治療*

治療疾病，不一定要靠藥物，身體原本就有恢復能力，只要阻斷致病因子，防止其擴散增長，再加上營養補給、增加免疫力、改善生活環境、遠離病因，就能克服絕大多數的疾病。當然，心理健康以及信心也是很重要的因素。真正用到抗生素和疫苗來防治疾病也不過是近百年來才有的做法。1984 年全國

開始接種 B 肝疫苗，讓國人 B 肝帶原率由百分之十降到和歐美一樣的低水準，也能有效的防止國病肝癌之發生。而近來由於移植與基因治療之進步，也讓很多過去因器官衰敗者，得到重生的機會。

然而藥物並非萬靈丹，要對症下藥才有用。這原是很淺顯的道理，可是卻要花很多功夫來說服民眾，尤其在一個民眾迷信吃藥的社會，很多醫師只好從善如流，隨病患高興開藥，造成醫療資源浪費，過度服藥反而傷害肝臟與腎臟，難怪國人需要洗腎和換肝的人很多，成為全球聞名的洗腎王國。另一方面也造成病菌產生抗藥性，讓很多疾病變得難以治療。

由於疫苗是防止流感之有效方法，每年流感疫苗注射，成為社會關注的焦點，費用、年齡、族群、時效等等諸多問題時常見諸報章雜誌，面對禽流感和新型流感之到來，各國莫不卯足了勁來生產疫苗，並且做到隔離、檢疫、社區封鎖、決戰境外等等手段，時時演練，以讓各單位熟習標準程序，確保軍、警、消、醫護人員以及老幼婦孺之安全。

◇ 健康維護

健康與否，取決於基因、生活習慣、環境和老化。基因至今仍無法控制，老化可以降低熱量攝取，稍得延緩，良好生活習慣之培養和生活環境之改善，則是自己的責任。

其實個人健康的責任還是在於自己，比如我們在醫院裡常常遇到，乳房腫瘤切片後發現為早期原位癌，或血液培養結果長出鏈球菌，調出病歷想要通知病患，這才發現病患資料不全，未留通訊地址和電話，有的甚至做假聯絡方式，聯絡不到家屬，這就是病患自身的問題了，自己的健康，要自己負責任，只有和醫護人員充分配合，才有治癒的希望。

比如痛風治療也如此，常見病患人云亦云，隨處看病，自己高興決定服不服藥，簡直就把醫院當便利商店，將自身安危當兒戲，難怪健康每況愈下，應該選定一處醫療院所、固定的醫師、例行看診追蹤、定時服藥，並戒絕生活惡習，避免危險因子，做好自我健康管理，才是真正有效的保健之道。

只是市井小民，汲汲營營謀生，輕忽健康，一直到身體不舒服，隨隨便便找了家醫院就進去，而為了安心，可以一天看五家醫院，只因對醫師沒信心，相對地，醫師因為看診便宜，被迫以量制價，大量看診的結果，花在每一個病患的時間縮短，醫病關係生疏，互信不足，以致醫病糾紛時起。

大家須知，醫療本是一門稚齡的科學，很多技術仍待改進、很多現象無法解釋、很多疾病至今仍無法根治，病患和家屬自己要先能認知醫療之極限，雖然要醫生自己承認無能為力是很難堪的，但事實就是事實，醫生並非神，能力有限、常犯錯誤，就算神仙打鼓有時也錯，遑論凡人的醫生？

這樣講並非為醫生推卸責任，而是更正向的讓大家知道，在醫療上固不應自暴自棄，也不能抱持過度的期待，而是需盡

力為之，且全力防範疏失和減少錯誤，讓病患與家屬一起參與
醫療過程之決策，共同承擔醫療的責任，而平心靜氣的接受醫
療的結果，無論成、敗、生、死；直言之，醫病之關係，有賴
於互信和互諒，否則紛紛擾擾終究無解。

　　醫病關係惡劣，絕非一朝一夕所致，只是因為導火線比如
邱姓小妹這樣的人球案，再加上接連的處置失誤而引爆，其
實，居今之世，視病猶親很不可能，而且對醫生也不公平，若
把每位病患都當作自己的老爸老媽來晨昏定省、親侍湯藥，可
能醫生很快的就過勞累死，而老婆小孩也離家出走了，更何
況，又有哪幾位醫師會有空每天回家探望自己的父母親？連自
己的父母親都作不到晨昏定省，怎能要求對病患盡心盡力呢？
視病猶親，應有限度，而醫病之間的權利義務關係，需要仔細
釐清，以免過與不及。

◇ 健保與健康

　　唯今之計，在於家庭醫師之建立，病人盡量在就近社區同
一家診所看病，建立長久信任關係，有必要轉診，也由自家醫
師來推薦。健保制度因匆匆上路而出現種種問題，有賴大家集
思廣議，建言改革，讓制度與管理及早步入正軌，還給國民一
個安全、效率而親和的醫療環境。

參考資料

1. 《生命科學》，姚富洲，合記，2002。
2. 《疾病改變歷史》，陳仲丹譯，三聯，2005。
3. 《自由基大革命》，林天送，健康，2003。
4. 《肝炎聖戰》，楊玉齡，天下文化，1999。
5. 《毒物魅影》，約翰·亭布瑞，商周出版，2006。
6. 《細胞反叛》，溫伯格，天下文化，2000。
7. 《掉在地上的餅乾還能吃嗎？》，安妮·馬克蘇拉克，商周出版，2008。
8. 《90%的病自己會好》，岡本裕著，大是文化，2010。

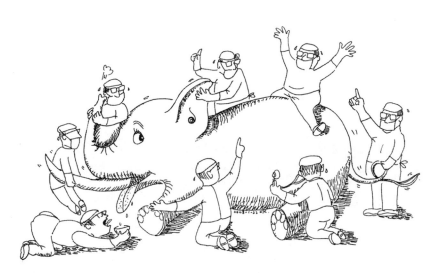

整合式共同照護

當今台灣醫界

◈ 從診所、地區醫院、區域醫院到醫學中心

　　台灣醫療體系由基層往上發展，分別是診所、地區醫院、區域醫院到醫學中心這四層結構，好比是金字塔似的圖形，一般而言，基層醫療之診所可以處理將近 90%疾病，隨著疾病之嚴重度、複雜度和罕見度增加，病人可以轉診到更高一階層之醫院，借重大醫院資源，較好的設備、人力和專科人才來處理。

　　只是健保之給付偏袒，給予大醫院門診很大的利基，以致大醫院反而擴大門診作業，造成人滿為患，疾病嚴重度降低，反而妨害了真正需要大醫院處理的重症病人之權益。

　　醫師和醫院的關係，隨著時代的演變而有變化，很多人在不經意間，發現醫師的地位大不如前，病人告醫師時有所聞，醫師被投訴甚至被醫院資遣也越來越多，醫院倒閉也不罕見，除了公立醫院外，現在已經很少醫師可以從一而終，一輩子待在同一家醫院工作到退休了。

　　在從前醫療不發達時代，很多地方沒有醫師，沒有醫院，頂多只有診所，醫師就是診所的老闆，後來隨著醫療業務擴展，診所規模逐漸擴大，而有內、外、婦、兒之分科，於是地

區醫院成立，基本上醫師仍然是醫院的主管，或成為醫院合夥經營者的模式。

隨著床位增加，規模越來越大，升格到區域醫院規模，醫師就不大能管得到醫院了，很多醫院開始有醫療管理的專家介入，而醫師退而變成只管醫療專業而已，這時候醫師在醫院的地位就變成是雇傭關係，到了醫學中心規模，醫師變成為員工，離開管理階層就更遠了。

當醫院越開越大，機器越買越貴，已經非個人資本可以維繫時，必須仰賴企業鉅資或是政府介入，醫師對醫院的影響力相對就越來越小，甚至可以忽視！這也就是為甚麼現在病人到大醫院，不再指定看哪個醫師，只要看主任或是院長，在醫學中心甚至沒有名醫存在的必要，初出茅廬的小醫生在醫學中心掛牌也能吸引病人大排長龍，而相對的，醫院方面對醫師也不再客氣，可以把醫師玩弄於股掌之間，即使滿口慈悲仁愛的宗教醫院亦同。

最近很多醫院擴展業務到對岸，對全院醫師發出通知，有必要派遣醫師前往支援，不從者革職，毫不客氣；各科主任好像走馬燈似的換個不停，開會時可見到每個主任都戰戰兢兢，唯恐得罪一通電話就得走人，做得非常卑微。很多院長和副院長級的醫師，若未能向上徹底交心、俯首稱臣，和醫院老闆同流合污，沆瀣一氣，大多只有下臺走人，甚至淪落城鄉，僕僕風塵於道途。我們急重症的前輩柯文哲教授曾經說過，在權勢面前，醫師不得不矮下身子，沒想到不止醫學中心，其他地方也是這樣，雖說人在江湖，身不由己，只是偶爾想來，還是令人忍不住恨得牙根發酸……

◈ 宗教醫院堅持的道路

醫療本是奢侈品、反自然淘汰的人為操作,自古以來只有皇帝和貴族才得享受醫療服務,放任民間以草藥自生自滅,這也就是為何民間草藥盛行不衰,實為老祖宗賴以生存至今之寶典。

曾幾何時,中產階級興起,民智大開,商業興盛,而讓醫療開始為富人服務,其後民主運動勃興,醫療也開始為平民服務,至於今而有全民健保制度之推展。只是天下沒有白吃的午餐,當醫療開始為平民服務後,原本權貴才享有的醫療這一行就變成大眾化,其品質之維持就非得靠企業經營的手段,才能平衡。

然而對那些沒有國庫支援的私立醫院和偏遠地區的宗教醫院,健保施行可說是雪上加霜,讓經營者苦不堪言。連基本的醫護人員薪水支出都捉襟見肘,還奢談甚麼奉獻與研究?更何況,私人個資的小醫院,其設立宗旨原本就是開業以謀生,雖然醫療是良心事業,但是沒錢買賣只有神仙聖人才能做得下去,在收支難以相抵之下,私人醫院甚至包括宗教醫院,就開始各顯神通了。

醫療品質的維持,不能只靠自由市場機制,市場競爭或是財團壟斷是很現實的,財團更是嗜血牟利毫不手軟,一分錢一分貨,若是放任醫療市場給財團競爭,到頭來必然是大吃小,變成群雄割據的局面,缺乏雄厚資本的小醫院難以週轉,大醫院裡面很多不賺錢的冷門科都得裁撤,老醫師得硬著頭皮和年輕醫師拼業績,績效不佳的醫師甚至失業,而今內、外、婦、

兒四大科因為不賺錢都被打入冷門，並非沒做更非不做，乃因健保給付偏低，入不敷出所致，四大皆空，十分淒慘。

中小醫院大多個人資產經營，資金週轉有限，將不堪虧損，紛紛倒閉或是改組，在都會醫療資源豐富地區影響較小，對於偏遠地區醫療水準，則是影響深遠。原本城鄉地區醫院是偏遠地區民眾健康之所繫，而今在健保架構下難以為繼，面對這樣經營困境，宗教醫院只好靠募款苦撐，私人醫院則只有轉手財團或負債倒閉。在今天這樣經濟蕭條時刻，募款困難，而且國人習慣拜廟朝貢，很少會直接捐款給醫院，所以到頭來，醫療水準差異，城鄉之間還是有很大的落差，受害者不只是醫護人員，最後苦果還是平民百姓要來承擔。

解鈴還需繫鈴人，健保若要永續經營，歸根究底要靠政府的支援，政府要出錢來維持健保品質，特別是偏遠地區，當政府拿不出錢，而健保又得硬撐時，除了要賴不給錢，七折八扣劫刪之外，最後只有期待社會的力量來拯救，這也就是為甚麼社會大眾有求於宗教醫院之所在。宗教醫院，若是不願退出健保市場，又不能像財團那樣張牙舞爪的力拼績效，則只有往更偏遠地區發展，向更弱勢族群伸出援手，繼續堅持奉獻服務的道路，只有高舉非營利機構之大纛，向社會大眾募款，向政府機構求援，真正的做到非營利事業該做的社會責任。不必與企業競求績效，不必花大錢來做軍備競賽，樹立非營利目標，與其他財團醫院區隔，建立典範才可能保有生存的空間和努力的意義。

因此，作為非營利目的的宗教醫院要有認知，也必須讓院內同仁共體時艱，秉持人道精神，不以賺錢為目的，走出自己堅持到底的道路，濟弱扶傾，深入蠻荒，善盡教主賦予的使命，以服務社會底層為宗旨。宗教醫院以人道精神服務民眾，其實也應以人道對待院內醫護人員，不像那些財團醫院唯利是圖，也不要像公立醫院官僚苟且，不過宗教醫院普遍待遇偏低，就醫護人員而言，也是不得已的現實。

◇ 市立醫院應該回歸社區醫院本位

　　最近幾年，市醫千方百計搞聯合，想要提升市醫水準，打造類似哈佛那樣的經營模式，又想要法人化，擺脫民意代表的監督，以獲得更好的經營環境，結果賠了夫人又折兵，一敗塗地。

　　一方面官商勾結根深蒂固，另一方面市醫原本官僚腐敗，有如病人的體質先天不良，而今病入膏肓，卻又諱疾忌醫，跌跌撞撞，病急亂投醫，而今醫療生存環境日益艱困，各種挑戰包括健保、優退、政爭、流感等等排山倒海而來，無論人球案也好，SARS也罷，市醫總是第一個出事、出盡洋相，門診、急診和住院率節節下降，人才出走，市醫的預後，可說是很悲觀的。

　　改革很難如願，不如回歸本位。市醫的本位是社區醫療，不求高深研究，也並非營利機構，不必好高騖遠，追求國際水準之遙不可及之目標，只要做好份內工作即可，照顧好社區居

民健康，收容弱勢團體與推動公衛護理，才是社區居民之所望。而今市醫坐擁社福基金千萬，有的甚至上億，卻連遊民都趕出去，弱勢族群如受虐邱小妹都轉走，這種官僚作風真是荒唐得很超過，應該先由人事方面來整頓，掃除敗類，重新教育，才有復原希望。

市醫聯合後狀況百出，醫療糾紛層出不窮，這固然顯示市醫沉疴已久，亟待整頓；另一方面，也顯示出管理階層尚未進入狀況，所以難免左支右絀，然而醫病關係惡劣，絕非一朝一夕所致，只是因為人球案，再加上接連的事故而引爆。

因此，在醫療上固不應自暴自棄，也不能抱持過度的期待，而是須盡力為之，且全力防範疏失和減少錯誤，讓病患與家屬一起參與醫療過程之決策，共同承擔醫療的責任，而平心靜氣的接受醫療的結果，須知醫病之關係，實有賴於互信和互諒。

◈ 就醫觀念偏差

現代病人對醫師充滿懷疑，自主性很強，稍不隨意就亂發脾氣，到處投訴，根本不能照教科書上說的標準流程來做，必須在醫病分歧的意見中間取得妥協。何況白色巨塔裡面鬥爭激烈，因為資源有限而粥少僧多的情況下，走後門耍手段者比比皆是，而有人球案、買官案等事件之爆發，在這樣是非不分的社會文化下行醫，的確是很大的挑戰。

　　日前遇到一位來自於外島的腰椎受傷病患，當地醫師給予完整檢查，照愛克斯光，打上護腰帶，開立止痛藥，要他在家臥床休息，三天後，他從外島不遠千里而來掛星期天的急診，說是比較信任本院的醫師。我聽了一點也沒有光榮的感覺，反而覺得可悲，也為當地醫師感到忿忿不平。明明是一樣的處置，一樣的檢查，一樣的用藥，為什麼病患不能信任當地的醫師，而非得勞師動眾，千里跋涉，搞得全家人仰馬翻不可？這種沒有必要的轉診，真是罪過。

　　這並非當地的醫師不好，更別扯什麼醫德或是愛心等等，而是病患本身的問題，病患迷信的是大廟，對於醫師專業根本毫無尊重。可是我還是很客氣的告訴他，我們會做一樣的處置，一樣的檢查，一樣的用藥，一樣的收費，然後請他回家休養，他可能覺得白跑了一趟，我則認為轉診是多此一舉。

　　醫病關係固然有惡化之趨勢，但是最讓人難過的是，醫療界自己的鬥爭有增無減，常被人稱做是白色巨塔的風暴，除了醫師之間，護士和醫師之間，乃至於醫管人員與醫師之間的鬥爭也越來越白熱化，爭權奪利中甚至於鬧出人命。

　　民國 97 年，新竹仁 X 醫院醫師燒炭自殺，遺言稱遭受醫療制度和醫管之迫害所致，成為醫管人員與醫師鬥爭下之犧牲品，真讓人情何以堪？其實不僅如此，在很多醫院，尤其以績效掛帥的醫院，都可以看到醫管人員的身影，插足於醫院經營與考核，督促醫護人員競逐業績，創造財富，惡形惡狀，令人印象深刻。

◈ 醫護鬥爭實錄

　　很難想像，在詭譎多變的醫療環境裡，護士也變成醫管之幫兇，護士原本是醫療界裡穩定而緩衝的力量，頂多傳傳八卦小道消息，很難登堂入室，甚至常常成為鬥爭之犧牲品。然而，隨著時代之進化，護士也開始加入醫界鬥爭之戰局，發揮鉤心鬥角之潛能，有時甚至得寸進尺成為主角。

　　我見過最惡劣的一位護理長，是在內湖某院，有次竟然對我吆喝道：「我代表院長！」真讓人聽了啼笑皆非。原來當時我正在通報疾管局一位疑似腸病毒的病例，而她嫌麻煩不願配合，雙方僵持不下，當時正好是凌晨時分，院長不在，於是她祭起她是全院總值，代表院長行使職權。我聽了差點沒笑翻，根本不當一回事，從此醫護彼此間結下樑子。

　　打小報告原本是護士之專長，而今尤其變本加厲，無惡不作，我還保留著一張當年護理長用來告狀的便條紙，用來指責某位醫師婉拒病人掛號的罪狀，上書「拒掛沒道理！」好像醫師建議重症病人轉院是大逆不道的行為似的，非常過份！何以致此？乃有靠山所致。院方高層暗中相挺，利用護士來監控醫師，故意造成醫護間之矛盾，達到恐怖平衡管理的目的。

　　最近更發現，病人投訴滿天飛，造成大家很多困擾，有位醫師十分耿直，跑去問病人到底何故？這才發現，原來漫天黑函投訴，都是護士匿名捉刀而來，東窗事發，追究起來，引發醫護對立，鬧了很大的風波，後來揹黑鍋的醫師憤而離職，兩敗俱傷，留下很多遺憾。

護士濫寫投訴黑函，偽造病人手筆，是觸犯了偽造文書之罪；無的放矢指責醫師，是為毀損名譽，若是院方不能秉公處理，訴諸法律，則就演變為驚天動地的社會案件，影響的不只是醫護情感，對於醫院名譽，甚至院方高層之官位，都將岌岌不保。

　　護士原為集體意識族群，若非長官縱容，不可能僥倖行險，後來我們聽到護理長向院方高層打電話說：「你們要我投訴醫生，現在醫生反過來要告我們……。」我發現了真相，感到真是毛骨悚然，我原以為護士只是善於結黨結派，好傳八卦小道而已，而今居然和上級長官勾搭，沆瀣一氣，成為監視醫師的眼線和鬥爭打手，好可怕。

　　這是因為醫界倫理淪喪，而小人趁機混水摸魚的醜態，製造階級矛盾，統戰鬥爭的手法，其實和共產黨何異？醫護從此結下樑子，日子應不好過，而醫師自己須謹慎小心，明哲保身為要，這也是身為醫院管理者，必須反省，正視而認真面對的課題。

◈ 結論

　　當今台灣醫界，就在這樣混亂的局面裡跌跌撞撞的一路走來。雖然醫界大老一再的提出倫理教育以求提昇醫德，但是現實制度和環境卻未能提供年輕醫師上進之道，反而為淵驅魚，把好醫師逼入絕境，迫使他們放棄初衷，流離失所，這可能才是今日醫界最應該檢討反省的課題。

參考資料

1. 《醫療策略管理》，蕭文，五南圖書，2008。
2. 《台灣醫界雜誌》，2008。
3. 《看病的方法》，陳皇光，寶瓶，2008。
4. 《走進加護病房》，嚴麗娟譯，原水文化，2007。
5. 《急診，生涯，夢》，王國新，秀威，2005。
6. 《醫眼看人間》，黃崑巖，天下生活，2001。
7. 《醫改月刊》，醫改會，三十八期，2010。

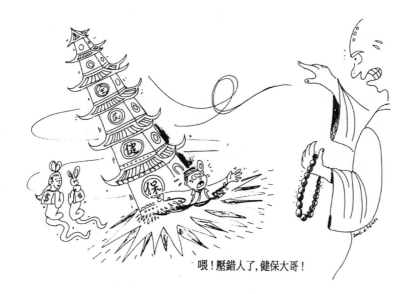

喂！壓錯人了，健保大哥！

附錄：不如歸

　　陳醫師，年近六十，比我年長近十歲，算是我們上一輩的醫師，我剛調來這家醫院時，看他年紀，以為是主任，但見他獨行踽踽，護士們對他都視而不見，不像是平常的醫護關係，後來打聽一下，始知原委。

　　他原本出身名門，現今各大醫院院長都是前後屆的老同學，自己在南部城鄉開了一間小醫院，原本經營得有聲有色，後來不幸離婚，加上為人作保，投資失敗，宣告破產，只好流落各地，在各醫院急診值班賺錢還債，一個人租了間套房，三餐都在醫院搭伙，除了上班賺錢外，絕無其他社交活動。

　　在這裡他也不好過，時常抱怨遭受護士排擠，護士故意不幫他把午餐便當收存於冰箱，以致常常放到晚上來拿時已腐壞，然而據護士所述，陳醫師自尊心強，相當敏感，無法溝通，曾弄壞了微波爐也不修，也曾叫護士外出代購物品，把護士當下女用，雙方各說各話，僵持不下，護士們聯手對他反制，時常向院方投訴，連院長也很頭痛。

　　我剛到職不久，和他還沒講過幾句話，他就離職了，臨別前曾有機會談了一下，讓我最感深刻的是，他對護士的印象很不好，我建議他施點小惠，他則說：「牛就是牛，牽到北京也還

是牛。」後來他轉職中部醫院，我曾寄給他一張慰問卡，之後了無音訊。

　　現在的我，其實也面臨到陳醫師當年的困境，發現科內有些護士真的很沒禮貌，讓我心生警覺，孔老夫子早有明訓：「唯女子與小人為難養也。」，對小人和女子都得保持距離，而今醫業蕭條，醫師流離失所，而對於那些經濟狀況困窘，仕途不得志的醫師，未受到護士尊重，反遭訕笑欺凌，虎落平陽被犬欺，應該當作是人之常情吧！

　　我很謹慎的和護理長懇談，更積極參與急診科內業務，減少對護理人員的依賴（當然絕不敢叫護士代為購物），密切注意護理人員態度，與護士們保持相敬如賓關係。另一方面，更加用功於自我教育和訓練，提升與擴展臨床能力，並培養臨床以外第二專長，廣結善緣於急診以外，擴大生涯發展視野，以期走出醫療事業困境，再創生涯另一個春天。

　　我警覺到護士雖看似處弱勢，其實是集體意識族群，服從性高而無自主品格，很容易屈服於強權利誘，而今一位醫師若是在醫院裡不群不黨，反而成為眾多勢力虎視眈眈的弱勢，護士則可以運用來監視醫師，可以黑函投訴，可以院方高層名義欺壓，甚至以革職威嚇，還可把持為禁臠，我曾親見過某位護士幫忙照顧某院院長起居，眉來眼笑，形同二奶。

　　「前車覆，後車鑑。」陳醫師生涯的困頓，可以為急診後輩醫師借鏡。特別是健保實施後，醫院營運大不如前，中小醫院或倒閉，或轉型聯合門診，加上醫療糾紛頻仍，點值與薪資

每下愈況，醫護人員士氣低迷，離職怠工者比比皆是，內鬥不
已，醫療這一行已經日暮西山了。至於在醫院任職者，若職位
未能隨年資增加而升等，難免為後生晚輩看輕，尤其以護士為
最勢利，陳醫師處境之難堪可以想見，到頭來還是忍無可忍，
自請離職，行走江湖去也。

　　看著陳醫師離去的背影，想想自己，兀自盤算，不如歸去，
醫病之間只要好好相處，長期下來就能建立良好的醫病關係，
但是在醫院裡，人際關係複雜，護士常常被利用來做勾心鬥
角，刺探臥底的工具，還洋洋自得以為寵遇，不堪教化溝通困
難，與其在這樣的醫療職場裡，還不如自立求生，免除雜音干
擾，得以樂活人生，快樂地活在健保下的醫療人生……。

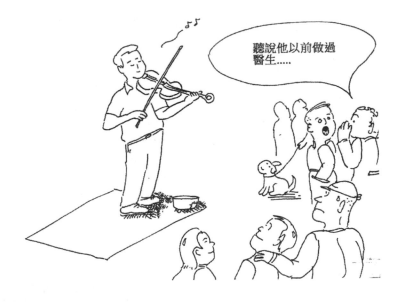

醫病關係

◈ 醫病關係在於互信與互諒

近來醫療糾紛層出不窮，這固然顯示醫界沉疴已久，亟待整頓；另一方面，也顯示出管理階層失能，所以難免左支右絀，然而醫病關係惡劣，絕非一朝一夕所致，冰凍三尺非一日之寒，只是因為人球案，再加上接連的事故而引爆。

醫療本是一門稚齡的科學，很多技術仍待改進、很多現象無法解釋、很多疾病至今仍是絕症，病患和家屬自己要先能認知，勿抱過高不切實際期待，雖然要醫生自己承認無能為力是很難堪的，但事實就是事實，醫生並非神，能力到底有限。

其實，居今之世，視病猶親很不可能，而且對醫生也不公平，視病猶親，應有限度，而醫病之間的權責關係，需要仔細釐清，以免過猶不及。

這樣講並非為醫生推卸責任，而是更正向的讓大家知道，在醫療上固不應自暴自棄，也不能抱持過度的期待，而是須盡力為之，且全力防範錯誤，讓病患與家屬一起參與醫療過程之決策，共同承擔責任，平心靜氣的接受醫療的結果。

隨著社會進化，民智漸開，個人意識抬頭，病人對醫師充滿懷疑，自主性很強，根本不能照教科書上說的標準流程來做，

必須在醫病分歧的意見中間取得妥協，第一印象很重要，也就是要讓病人建立對醫療專業的信心，必須在這方面多做努力。

◈ 醫療人員如何看來專業？

　　就如同每天早會，循例會拿幾個病例來討論，年輕的醫護人員會被點名，出來講解和回答質詢，年輕醫師緊張和生疏，窘態畢露，常成為資深醫師之笑柄。如何克服這個階段之困境，其實有方法，就是在於訓練，從心理和技巧來訓練。孟子曰：「說大人則藐之。」只要準備充分就會有實力，很多台下坐著的人都是紙老虎，門外漢而已，克服畏戰心理是上台發表必須學習的態度。

1. 多使用專業名詞，顯示專業水準。
2. 多用英文，提升格調。
3. 多用醫療簡寫，比如 DIC，OBS，SOB，表示內行。
4. 按部就班，循次漸進，顯示專業思路。
5. 講出完整故事，或病史，不疾不徐，顯示有備而來。
6. 抽問台下學生問題，作出師生之區隔。
7. 引經據典，表現出大師風範。
8. 趁機對大師致敬，引述大師格言，有憑有據，如果大師在座，更應如此。
9. 使用肢體語言，畫圖與表情，讓人感受誠意與專注。

　　然而，在面對病人時，就需要做進一步的調整，專業印象固然有助於增加病人對醫師的信心，但是醫病之間需要更進一步的溝通，醫師應該改變過去那樣高高在上的態度，更加通俗化的讓病人了解整個醫療過程，尊重病人的選擇，傾聽甚至鼓勵病人提出疑問，以及另外謀求第二意見參考，若是發覺病人對醫師毫無信心，不必白費苦心，還是趁早打發，以免多惹是非，信心重建非常困難，第一印象非常重要。

　　根據日本外科醫學會會長門田守人所述，醫病之間受到傳播媒體之影響，造成如今這樣的對立關係，其實對於醫病雙方都沒有好處，應該互信互諒，共同合作，一起來和健保局協商醫療之權益，才是最明智的作法。也有經由雙方之合作，才能化解來自於社會、市場、行政和經濟之壓力，讓健保得到永續經營的機會，也才能達到保障全民健康之最終極目的。

◈ 醫師評鑑

　　全民健保實施後，弊端叢生，醫病對立，已經造成了社會問題，病人不再尊重醫師，也不信任醫師，而有種種自救行動，相對於此，醫師也為求自保，而有防禦性醫療行為之產生，有的醫師甚至去唸法律，買醫糾保險，自求多福，而有更多的醫師改唸經營管理，預作轉行的準備，醫病之間爾虞我詐，讓醫界大老都嘆不如歸去，這真是現實醫療社會的悲哀。

由邱姓小妹人球案、民進黨徒洩漏中市市長病歷案、民代醫院訛詐健保案、醫師駙馬爺收受政治獻金、署桃醫院院長買官、新光副院長轉手禮券案發潛逃等等種種事件,可見醫界倫理之蕩然,醫道沉淪,已經到了讓人無法容忍的地步,這樣的醫師,怎堪病患信任?又如何執行醫療行為?我們不禁搖頭慨歎,當今之世,良醫何處尋?

　　詩經有云:「何昔日之芳草兮,今直為此蕭艾也?豈其有他故兮,莫好脩之害也。」何以致此?固然是健保制度導引,而人性卑微,師道不興,有以致之。衛生署為了督導醫院正派經營,而有定期的醫院評鑑,依據評鑑結果授予等級,且與健保給付連結,是以每逢評鑑,各家醫院莫不戰戰兢兢,深恐誤失,以醫院評鑑為醫院存亡絕續之所繫。

　　然而,醫療工作的關鍵在於醫師,醫師本身的評鑑又如何?事關個人信譽,卻也是病患最關心的,和病患安全以及病患權益息息相關的最重要因素,可惜的,醫學界並未評鑑醫師,也未設定醫師的退場機制,默許很多不適任的醫師繼續執業,以致時有脫序與不幸發生。

　　醫病之間要建立互信關係,首先從醫師本身要重建誠信形象,病患拜訪醫師前先要對醫師之專業和品格有所認知,而後能虛心求教,全心託付,進而建立互信關係,共同解決疾病帶來的困擾,然而由報章雜誌可知,醫師本身不健康的也不少,有的醫師有藥物成癮、變態、愛滋病、偷竊、欺騙、作假甚至犯罪以圖利廠商行為,而以個人所處醫界多年親眼所見,同儕

間有的自私自利、勾心鬥角、訓練不足、態度鬆散、欠缺道德感，可說比比皆是，但醫療行政單位對這樣不適任的醫師卻沒有約束力量，無法提出警告，任憑這樣的醫師胡作非為，穢亂醫界，甚至作出危害病患，造成病患一輩子身心傷害的惡行，其實在選擇醫師時，若事先得到該位醫師的評鑑資料，有助於院方任用參考，至少也有助於病患選擇醫師時作參考，以免遺憾。

　　然而醫界保守封建，口風很緊，一般情況下都是報喜不報憂，外行人很難窺真相，也無法得知醫師是否真的不適任，就算美國也有醫師評鑑網站，針對醫師專業方面考核評比，但是資料仍然粗淺，不夠充實，有待醫學界裡面的良知來補強。須知醫界人才濟濟，另一方面其實也是龍蛇雜處，如何找出真正可靠的醫師，除了靠口語耳傳外，還需要實證的基礎，深入了解醫師本身的專業修養，特殊技術和人品道德。所以可以將醫院評鑑要項整理，實施於個人績效考核之做法，對醫師個人做公平考核。

　　在實際做法上，可以根據人事紀錄、前科紀錄、可靠人脈、媒體新聞知識庫以及個人訪談；至於對專科熟習程度，可以經由遠距論文檢查系統，Pub-Med、Medline 清查個人學術上著作，且確認有無抄襲舞弊者，由於調查非公開，不足以構成洩密，造成當事人困擾，且評鑑自有客觀基礎，僅供病患有事實根據的參考；況且經由這樣的系統，監測醫師之行為，有警惕作用，讓不良醫師知所收斂，醫療並非艱深，好人不一定是好醫生，但壞人一定是壞醫生。我們期待醫界設定醫師退場機制

而不可得，站在保護病患的立場，我們先行設計了醫師評鑑制度，幫病患找到好醫師，也避免讓壞醫師繼續為惡傷害病患。

透過醫師評鑑制度建立，對臨床醫師施行長期追蹤，舉凡參政、打廣告、媒體曝光，乃至於出書等等在社會上嶄露頭角，而為潛在病患注意者，皆應納入追蹤與協談對象，收集資料，紀錄其言行舉止，淘汰偏邪怪逆者，舉薦優秀誠信者，以供病患選擇醫師之參考，另一方面，也能為相關產業界（包括學術，製藥，公衛等等）發掘到真正有用之人才。在為病患轉介醫師之後，仍要繼續追蹤病患滿意度，並和醫師確認和討論改進，務必做到圓滿圓融，保持這樣互信互重的良好醫病關係，成為醫療界的典範。

◇ 品格第一

每次看電影時，我們都會很同情那些卑屈於現實環境，而不得不妥協以苟活偷生的人；我們也會佩服那些不屈不撓，堅持正義，力抗強梁的鬥士；我們更會痛恨那些為虎作倀，助紂為虐，以及那些殘民以逞，魚肉百姓的惡霸。這些原是道德講座的正規課程，但是，在現實生活理，在各式各樣的小環境，很多時候，並非如此。

國票案之主角，楊先生於民國97年底出獄，他認為犯罪是由於制度有缺失，予人可乘之機，他說，「即使他不拿，也

會有人拿」，正是一針見血的直指人性，路不拾遺，堅守不自盜，有幾人做得到？我們的教育，我們的傳統文化，褒忠揚義，但是禍國殃民的漢奸盜匪，常常在當時也能各領風騷，甚至成為主流，即所謂「竊國者侯，竊鉤者誅」。人性的考驗，在於關鍵時刻之一念之間。

醫療原本是良心事業，但並非每個人都能像史懷哲那樣的奉獻，也不可能做到像德雷莎修女那樣，其實也沒有必要那麼悲壯，現實社會，需要的是一種長治久安的機制，讓醫療成為非營利事業，為人民健康服務，而獲取合理待遇，茁壯進步，醫病雙方成為互利共生之關係。

但是，醫師站在一個有利的地位，很有機會出名得利，需要一個社會機制來規範，也要自我來反省收斂，品格來自於家教，也來自於反省，但是外在誘惑很多，得手機會很大，所以難怪常見醫師捲入各式各樣的訛詐、貪污、鬥爭者比比皆是，也逐漸讓病人喪失對醫師的尊敬和信心。

有鑑於此，醫師公會開始實施倫理教育學分課程，要求全國醫師必須參與課程聽講，湊足學分才得以換證，同樣的在日本醫學會，也有類似的醫師生涯教育制度之實施，咸認為教養體貼而有良心的醫師，潛移默化是培育醫師的重點方向。

然而，倫理教育之作用有限，還需要法律與規範講述，讓醫護人員了解作奸犯科必須付出代價，而有所忌諱。孔子著《春秋》而亂臣賊子懼，我也肯定《白色巨塔》以及其他有關醫界醜聞描述之書籍和影集，讓這些內幕公諸於世，雖然不一定能

除奸懲惡，但一定也有頑廉懦立的效果。就如同我曾經寫過幾篇描述醫院管理之荒唐怪狀，可以撼動醫院高層關切，這固然讓我成為醫院高層之在背芒刺，但不可否認的是，也讓那些欺世盜名者，以及伺機蠢動者投鼠忌器，有所忌憚。

透過網路與媒體無遠弗屆的力量，每個人的行為舉止無所遁形，隨時隨地，一舉一動都需謹慎小心，否則將遭千人所指，這就是所謂「犯罪情境理論」所述，不容有心犯罪者可乘之機。所以惡人在作奸犯科時會三思，權衡得失而後行。那些握有權勢，決人生死之醫師或法官若有非份之想時，也因此而得到制衡。

更進一步，我們應該利用媒體與網路，大肆宣揚義舉善行，以為社會潛移默化的力量。轟動一時的桃園某國小貧童，拾金不昧而受褒揚，他說「人窮志不窮」，引述自周星馳電影《長江七號》的台詞，可見得媒體影響人心的力量。

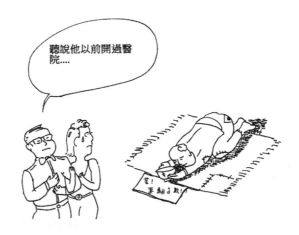

參考資料

1. 《檢查你的醫師》，賴鈺嘉，晨星出版公司，1999。
2. 《找對醫院看對醫生》，夏樹，如何出版社，2001。
3. 《看病的第一本書》，陳永濱，原水文化出版，2005。
4. 《你的醫生在想什麼》，賓靜蓀，天下生活出版，2000。
5. 《誤診預防手冊》，林明慧，月旦出版社，1997。
6. 《如何活著離開醫院》，全嘉莉，時報文化，2004。
7. 《你也可以看懂健檢報告》，陳芸，綠的書店文化，2004。
8. 《醫師教你看醫師》，宋瑞樓，二魚文化，2005。
9. 《別讓醫院殺了你》，楊佳陵譯，商周出版，2006。
10. 《無效的醫療》，李中文譯，左岸文化，2006。
11. 《誰說人是理性的》，丹‧艾瑞利，天下文化，2008。
12. 《我愛身份地位》，艾倫‧狄波頓，先覺，2005。
13. 《品格的力量》，山繆爾‧斯邁爾斯，立緒，2006。
14. 《紅鬍子診療譚》，山本周五郎，木馬文化，2007。
15. 《我思故我在》，笛卡兒，志文，1999。
16. 《生命中不能承受之輕》，米蘭‧昆德拉，時報文化，1989。
17. 〈別讓醫管經營謀殺了醫師專業〉，李怡嫻，《醫改雙月刊》，27期，第6頁，2008。
18. 〈醫師也失業〉，王國新，《聯合報》民意論壇，2009.1.5。
19. 〈醫療崩壞時代的醫者諍言〉，李明濱等，《台灣醫界》，51；11：16-7，2008。
20. 〈Changing society，evolving surgery〉，Monden Morito，《Surg Today》，38：195-205，2008。

附錄：投訴處理經驗談

昨天，在院會上，聽到 L 醫師對於遭投訴提出「嚴正抗議」。以及 W 醫師門診限制掛號人數引發激辯，讓我深感同情，我們可以體會被投訴者心理的壓力，其實正好中了投訴者所期望。

我們看到被投訴者急於撇清責任，所以有自相殘殺的局面，醫師、護士、職員、助理，大家吵成一團，其實沒有必要這樣。投訴如何解決，考驗決策者的智慧，我們以前在慈 X 醫院的慘痛經驗，舉凡被投訴者皆推出去砍了，寫報告、申誡、處分，後來引發集體離職，也許慈 X 醫院家大業大根本不在乎醫護人員，但是投訴處理不當，終究要付出代價。

投訴的影響，可從三方面來看：

1. 被投訴者極度焦慮和羞辱，極力撇清，比如醫師
2. 撰寫投訴狀者捲入是非，比如行政人員、護士、社工等等
3. 投訴處理不當造成離職、怠工、退縮、內鬥

我記憶猶新的是當時慈 X 醫院院長的態度，對於被投訴者語多不屑，把這些人當做罪大惡極視之，他說：「犯錯就要認罪，毋須強辯！」這根本是違背人性！違背人權！後來他也犯錯下台，羞憤離職，人稱報應，我見猶憐，因為投訴並非犯罪，辯解乃是人性，應採取無罪罰主義（No Blame），面對問題，理性溝通才可能產生正面改進的效果。

　　其實對投訴者而言，個人對象不重要，他是對整個團隊抗議，所以投訴應當作是共業，比如之前星巴克咖啡被摻入洗碗精，客戶不是控告該名疏忽員工（他們根本互不認識），而是向星巴克提出 300 萬賠償要求，星巴克是否開革該員工，其實並不影響客戶之告訴，更非客戶訴求目的，但被開革的員工必然懷恨在心，無論對客戶對企業都不好。

　　為了證明我的論點，昨天我收到一件投訴，顯然是護士捉刀寫的投訴，認為急診醫師看診草率，沒有為病人抽血照 X 光云云。我想感冒第二天，又沒發燒，為什麼要勞師動眾做全套檢查？所以我陳述事實，病人對醫師處置並無不滿，可是嫌護士太囉唆，所以對著護士開罵等等以公文上呈。結果立即引起護士反彈，證明以上論點，歸罪、撇清、極力撇清，以及撰寫投訴者往往捲入是非，內鬥伊始，反而模糊焦點，這是很常見的人性反應！

　　其實，投訴是共業，大家都不能置身事外，但要如何處理投訴，有賴智慧：

1. 不具名投訴黑函不受理，敢投訴就要敢出面負責。
2. 投訴要立即反應，曠日持久事過境遷，反而失掉改進良機。
3. 受理投訴要有專責機構，否則各單位自行賞罰，形同私刑。
4. 不理性投訴（有些人就是愛告），不必在意，發揮 EQ 處理。
5. 撰寫投訴狀者本身記述有失客觀，應該錄音或是雙方兩造對質。

6. 投訴者、被投訴者、處理投訴者、旁觀者、全院同仁，大家通通不能置身事外，這是共業，大家同歸於盡當然沒有必要，所以要學習互敬互重、共存共榮。

7. 垃圾裡淘金，從投訴中找到可以改善部分。

   (1)比如浣腸劑要病人自費引起不滿，檢討是否院方自行吸收，或是改用更便宜製品。

   (2)轉診時生齟齬，被鄰近醫院投訴，所以要敦親睦鄰，常和附近醫院聯誼溝通。

   (3)病人對醫師處置容或有疑義，藉著投訴可以得到第二意見，以實證醫學證實可靠，如處理蜂窩姓組織炎需要擠膿否？正好可以讓醫護人員以及病人學到新的一課。

8. 舉凡病人投訴必有一個引爆點，比如被護士嫌臭而發怒，投訴時決不會只談單一理由，而是會加油添醋，比如廁所沒準備衛生紙、醫生開藥沒有藥到病除、只給藥水沒有藥粉、連幫病人預約掛號都會被當作是醫術不行等等。

9. 善用投訴幫忙改善醫療環境，在一個單位裡由下向上建議，往往不如投訴有效，比如病人投訴廁所沒準備衛生紙後沒幾天，就立刻裝上衛生紙自動販賣機，而醫護人員等待申購開刀房器械，時過半年還在「期貨」議價中。

10.第一線人員包括護士必須接受客服訓練，應對進退禮節和EQ 增進課程，就好像信用卡客服人員那樣，讓病人感受溫馨服務，無懈可擊，免生齟齬。

11.心理建設

　(1)面對投訴，要冷靜再冷靜，又不是性騷擾、殺人、搶劫、大逆不道，不過就是投訴而已，無則嘉勉，有則更要嘉勉，正因如此得以改進契機，如此而已。

　(2)顧客永遠是對的，不適用於醫療界，因為醫療是良心的事業，醫護人員有責任拯救生命，比如每個病人進來不論病情輕重都要求貴族待遇，全套檢查，健保不倒才怪。

　(3)投訴有助於抒發情緒，總比訴訟好，發牢騷傳八卦是人性，無可厚非。可以設立意見抒發園地以宣洩情緒。

　(4)醫病之間若無互信基礎，就不應有醫療行為，這就是為何社區醫院要努力敦親睦鄰之原因，我們根本不應期待遠道慕名而來的病人，社區醫院的宗旨是「以社區病人為尊」，對社區充滿愛與關懷，創造精緻的社區醫院。

　(5)害人之心不可有，防人之心不可無，不止醫病之間，醫護之間，各單位同仁之間，亦然。

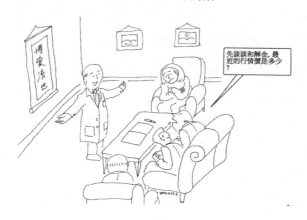

就醫策略

◈ 緣起

　　根據健保局最近公佈的資料顯示，國人超愛看病，平均每人每年就醫次數高達 14.8 次，其中 3.6 次只是小感冒，卻讓健保支出多花了新台幣兩百五十億元，所以建議民眾加強自我健康管理，感冒時多喝水多休息，並且參考健保局放置在健保局全球資訊網「上呼吸道感染自我照顧手冊」，小病少看醫生以杜絕醫療資源的浪費云云，這就和一般民眾的做法一樣，可以上網收集到各式各樣，五花八門的資訊，只是，汗牛充棟的資訊，如何應用？真偽如何？很值得探討。

　　何時要看病？看病要看哪一科？找哪一個醫師？這絕非健保局可以決定，有賴病患自身的選擇，因為都會地區診所醫院林立，就像隨處可見的便利超商一樣，看病方便，而健保收費便宜，自費負擔不多，比買藥還便宜，所以民眾樂得多加利用，隨心所欲亂看一通，其實很多時候沒有看病的必要、很多時候則是看錯科了，白白浪費時間和金錢而已。

　　我個性耿直，從前看到沒有就醫必要的病患，還會好心勸說不必多花冤枉錢，但現在病人不一定感恩，院方更不知收斂，認為妨害了醫院業績，反而常遭投訴，而有革職扣薪水之虞，

所以現在是來者不拒，照單全收，上下交相賊，本非我所願，這種畸型的醫療型態，其實說來也蠻無奈的。

◇ 就醫的方式

　　在健保以前，有錢看病，沒錢問卜，醫病間自然得到平衡關係，而今健保時代則主客易位，情勢對病患這一方較有利，猶憶三十年前，還在醫學院唸書時代，聆聽肝臟權威廖運範醫師演講，談到如何處理付不起醫藥費的病患時，廖醫師說，如果遇到緊急情況，比如膽囊發炎快破掉時，他就會先幫病患付錢開刀，其他以後再說，博得滿堂鼓掌和喝采，咸以為是士林表率，良醫楷模，豈知有今日健保，醫病關係卻每下愈況，不但沒有幫病患先付帳之美事，還得立下切結書，若不馬上開刀，後果自負等等，唯恐投訴，誠此一時彼一時也。病患就醫之方式一般常見如下：

1. 鄰里親朋介紹，口耳相傳，時有失誤。
2. 上網查詢各種醫療資訊，但是隔如隔山，有看沒有懂，而且真偽難辨。
3. 查書，參考各種就醫手冊，對醫師做評價，判定好醫師和壞醫師，只有造成爾虞我詐的對立關係。
4. 參加病患自救團體，分享就醫之委屈，投訴醫護人員，楚囚對泣，抒發悶氣而已，於事無補。
5. 直撲醫學中心，人山人海，費時耗力，徒勞無功。

◈　就醫典範

有位朋友來看我，閒話家常之餘，他透露最近複視，看東西變得模糊，好像兩個影像重疊，無法對焦，我也注意到他細皮嫩肉的不大長鬍子，可能有賀爾蒙分泌異常的問題。於是帶他來我們醫院，拜託急診同仁立即安排腦部電腦斷層檢查，並請影像醫學科主任來會診，結果發現是腦下垂體腺瘤。

這是個需要手術切除才能治療的腦瘤疾病，於是我介紹他給神經外科主任檢查，會談之後，他也下定決心接受手術，但是想聽聽其他神經外科醫師的意見。再透過老同事的安排，他拿了我的介紹信，轉到另家醫學中心的神經外科醫師那裡協談會診，很快的安排住院手術。術後恢復良好，他也很滿意這次有驚無險的就醫過程，更感謝我的幫忙，我很樂意為他服務，因為他是我的朋友。

◈　就醫失敗例

我現在回想起來，如果每個病人都能得到醫師朋友這樣妥善的安排，不但能減少很多盲目就醫之錯誤嘗試，也可以避免很多醫病間之誤解。比如以下陳述案例，就是一般常見的就醫情況。

五十五歲女性，家住離島，騎機車跌倒導致腰椎骨折，已經在當地醫院診斷且治療出院，卻仍然翻山越嶺，南北跋涉，

不遠千里而來尋訪台北名院名醫，重複就醫，只為了安心。全家出動，包了一架飛機，直飛台北，再包救護車直入本院急診，照 X 光、解釋病情、開藥，和當地醫院完全一樣的醫療過程再重複一遍，也請骨科醫師會診完畢再出院。搞得全家人累得人仰馬翻，而徒勞無功，其實是白白浪費時間和金錢。

　　第二個例子，八十五歲榮民，中風臥床多年，已成植物人，在 V 院住院兩個月，慕 T 大威名，轉 T 大住院兩個月，無起色，開始怨天尤人，後來慈 X 醫院開幕，附設電台每天置入性行銷，放送愛心不已，感動之餘，再轉來慈 X 醫院，求診於所謂大醫王惠賜救命藥石，很不幸的是，全院滿床，只得在急診苦等了幾天，結果還是沒床，只好再轉院，滿懷怨懟繼續其就醫之旅，非常可悲，非常愚蠢。

◈ 策略擬定

　　為何一樣生病，一樣就醫，有人可以好整以暇，有人卻形同難民？如何成功？何以失敗？是否在就醫前就已經規劃，還是誤打誤撞亂投醫，比較起來，高下立判。

　　所以，生病上醫院前，就醫策略擬定，實在是有所必要，其中包括幾個步驟：

1. 建立基本常識
2. 結交醫界友人

3. 利用關係背景
4. 聘用醫療顧問
5. 回歸最熟醫院

（一）建立基本健康知識

　　就如同上餐廳吃飯一樣，想要又便宜又方便，就只有吃自助餐了，現今健保制度下，民眾就醫就該先做功課，不可奢望到了醫院會有什麼貴族待遇（除非自己真的是貴族）。平時瀏覽報章雜誌之健康資訊，參與有關健康講座，也可收集醫院、衛生機構、政府機關發行的衛生教育刊物來參考，不過一般醫院趁機置入性行銷很難避免，所以最好還是需要向醫療專家再三打聽確認一下。

　　有個最重要的觀念是，健康是很個人的問題，不應該全然託付給別人，連醫師也不能完全信託，想要健康就要自覺，所以主動而積極的經營自己的身體，實在是要大家自己認知並且對自己的健康負責，此外也要讓醫師知道就醫的決心，願意配合如同作家郝明義所說：「You care , I care」，才是就醫最基本之觀念。

　　對於財團來說，原本開醫院是賺錢最好的策略，要開就開大醫院，最好是醫學中心，既可節稅又可博得慈善美名，身居醫院高層，俯看醫師們爭權奪利，趨炎附勢的滑稽演出，可說是心曠神怡，肉麻又有趣；有病沒病，還可召喚各科主任來家裡會診，保證看得又快又仔細，服務周到，真是划算！

但是對一般老百姓來說，沒錢沒勢別開玩笑開個小醫院，大多難逃健保魔掌壓迫，而後面臨倒閉之厄運。

（二）結交醫界友人

我以前曾參加過扶輪社，認識一些中小企業公司老闆，後來因故離開。其中有位老闆因為退化性關節炎求助於我，我當時沒有多想，就建議他去掛院長的門診。他聽了當天立刻前往，結果發現院長門診人山人海，他等了幾個鐘頭才輪到他，人還沒入座，院長就已奮筆急書，開藥叫他出去了，他很不高興，而我也自覺蠻抱歉的，這的確是個不愉快的就醫經驗。

後來對門的鄰居來拜託，因為胃痛多年想找醫師檢查，這次我學乖了，特地請了一天假，親自帶領他去拜訪醫院同仁，當天立刻安排所有檢查，包括抽血、照胃鏡、超音波等等一次解決，最後診斷為消化性潰瘍，開立三個月的慢性處方簽回家，賓主盡歡，我也體認到，「就醫」，的確有門道，結交醫界友人，真是蠻管用的。

（三）利用關係背景

我們以前的副院長離職後在外開業，有天我們在本院急診室不期而遇，他正好帶著太太來就診，年輕醫師根本不認識他，只見他孤伶伶的推床，和一般病患沒有差別，讓我感到相當過意不去，畢竟他也為本院付出心力打拼過，立即過去幫忙並找到主治醫師收治入院。

也許有人會認為這是走後門行方便，但是我認為這並不可恥，這是理所當然，不能竭盡心力幫助自家人，無論如何都說不過去。須知人際關係，和財富名聲一樣，也算是人間資產之一，自己人本來就應得到更好待遇。據說台大教授彭明敏以及清大教授沈君山，生病時皆在台大急診苦等，與庶民一樣，當時傳為美談，其實反過來說，自己人又何必客氣？若是自己放棄特權，求仁而得仁，也不應事後抱怨。

　　然而，有時候關係背景也會弄巧成拙，某大外科主任原是出了名的所謂人權鬥士，專門幫反對黨撻伐政府，社會後來流行走上街頭運動，結果不幸鬧出流血事件，他也自告奮勇來急診親自幫政客效命打點滴，為了讓政客不痛，很貼心的先打局部麻醉藥再下針，結果造成皮下水腫，血管根本找不到，反而讓那位政客多挨了好幾針，越幫越忙，成為笑柄，還不如讓駕輕就熟的小護士來作比較快。

　　另外，也曾聽說院內同仁的老婆腹痛，全院上下長官皆來關切，可見人脈之廣而背景之厚。只是各大國手聞、望、問、切半天，卻找不到原因，正待大夥兒唉聲嘆氣，傷透腦筋時，只見某二楞子實習醫師來接班，粗手粗腳的掀開被單，把病患脫下褲子檢查，結果一目了然，疝氣嘛！原來是各方名醫投鼠忌器，隔靴搔癢，不敢徹底檢查，反而妨害了正確的診斷。

　　很多人都說，最好是做醫生的父母或妻子，而不要做醫生，的確行醫太辛苦，尤其現在行醫，在健保壓榨之下很難做，投資報酬率很低，還是順應個人興趣比較好。其實現在醫療早已普遍化，家家戶戶的親朋好友之中，一定有醫師或護士者，

當身體不舒服時，可以先請教自家醫護友人，確認是否有就醫的必要，要看哪一科，最好是能代為轉介熟識的醫師，這樣的就醫方式，要比現行採購式胡亂就醫，要有效率而且安全得多。

（四）聘用醫療顧問

最近幾年，國人熱衷出國旅行，自大陸改革開放後，跨海旅行更是有如過江之鯽，各種醫療轉送諮詢和健康管理公司紛紛成立，藉著自費保險和信用卡的合作關係，提供社會大眾醫療轉送和諮詢服務，而醫療諮詢技巧訓練，有待加強，其作法為視個人需求而異，著重個人化，平時鼓勵病患固定在家庭醫師診療，收集醫療報告、整理病歷、克服語言障礙，諮詢醫師必須精通英語、日語、台語、客語各種方語，增進溝通技巧，適當提供意見，並在醫界從事人脈建立和信用養成工作。

受聘醫師在本職學能方面，應該包括急救訓練、災難救援、大量傷患處理等訓練，且多方收集衛教資源，予以電腦化，隨需要印出給客戶參考，隨時與客戶保持聯絡，持續溝通，儘可能當面講解，約定時間，避免繁忙時刻（看診時間），轉介時書寫介紹信，就醫前儘可能事先聯絡，打聲招呼，建立資料檔存查，可為下次參考，但病患資料必須為保密。就如同名模林志玲由東北包機返國，平民百姓若有個醫療保險和顧問，有必要時也可以辦得到。

（五）回歸最熟醫院

回歸根本面，教徒信眾看教會醫院、退伍軍人看榮總、公務員看公保，各個族群回到各自特種醫院求醫，可以獲取最大利益。某位慈 X 志工，由於平時好善樂施，成為慈 X 委員，有次因病到慈 X 就醫，要求住院，但醫師告知不需要住院而開藥給他出院，讓他大失所望，從此與慈 X 斷絕往來，談到慈 X 就咬牙切齒有如深仇大恨，其實何苦？

既然有此身份背景，何必客氣？一通電話就可請醫院高層倒屣相迎，甚至可以號召各科主任親來噓寒問暖，這種現象，在市立醫院的民意代表、在財團醫院的老闆家族、在宗教醫院的信眾代表身上屢見不鮮，有心者可以比照辦理。雖然這種現象，基層醫護人員很難接受，這是因為他們年輕，社會歷練還不夠，難以理解。猶待好好溝通與安撫，設身處地想想，若是有一天自己落難於急診，孤苦無援下，應該就會有所同感。

由此可知，立場不同，見解各異，無可厚非。就目的而言，只求住院，並不困難，只要透過院長室和公關一通電話即可，就過程而言，更早表明身份，尤其是特殊身份，可以讓就醫過程更為順暢，何樂不為？

◈ 行前作業

如果真要單槍匹馬就醫，就得行前先做準備，看病前要先做功課、就診中則掌握訣竅，才能讓就醫過程更安全、有效率，

也不致任憑醫師瞎猜胡亂處置。須知台灣的醫療生態，大醫院門診掛號動輒破百，平均每位醫師診療一名病患的時間可能不會超過三分鐘，所以病患在進入診間的前卅秒到一分鐘內，要先把自己認為最重要、最感困擾的症狀說清楚，先把想要問醫師的重點先條列出來，以免臨時忘了問，也可先依醫師問診常問的「哪裏不舒服？」「怎樣不舒服？」「不舒服多久了？」依序想好答案，臨場就可清楚陳述自己的主訴。以腹痛為例，要說到底是何部位出現疼痛，如上腹或下腹，至於疼痛的性質，是悶痛、絞痛或像刀割的痛，疼痛是持續還是間歇，有無特定發生的時間，或姿勢變化時有無改善，這些對醫師診斷都是很重要的線索。其他若有持續在服用的藥，就診時應該把藥名、劑量或包裝盒拿給醫師看，可避免重複用藥或發生藥物交互作用。

社會進步，全民健保實施後，固然帶來醫療之便利，也帶來品質堪虞之後果，要改善現在這樣就醫亂七八糟的情況，提高部分負擔固然有效，但滋生民怨，其實還不如建立家庭醫師制度，改善醫病關係，讓可靠熟識的醫師先來過濾病患，作初步處理，有必要則照會專科醫師，或轉院作進一步的治療。

反倒是偏遠地區醫療資源不足，這才真的是政府的責任，應提高補貼，增加誘因，讓群聚於都會地區，為了業績自相競爭的醫師，願意到無醫村去服務。另一方面，則鼓勵宗教團體和公益機構到偏遠地區設立醫院，取消其都會地區的優惠，才真正能發揮愛心與善盡悲願，提升全民就醫的有效度和公平性，增進全民健康福祉。

── 參考資料 ──

1. 《第二意見》，陳萱芳譯，天下文化，2002。
2. 《醫師教你看醫師》，宋瑞樓，二魚文化，2005。
3. 《看病的第一本書》，陳永濱譯，原水文化，2005。
4. 《醫心一得》，王國新，巡弋公司，2000。
5. 《用心聆聽》，黃達夫，天下文化，1997。
6. 《檢查你的醫師》，賴鈺嘉校閱，晨星，1999。
7. 《不當醫生的理由》，劉心欣譯，允晨文化，1999。
8. 《別讓醫院殺了你》，楊佳陵、楊智超譯，商周出版，2006。
9. 《找對醫院看對醫生》，夏樹譯，如何出版，2001。
10. 《你的醫生在想什麼》，賓靜蓀譯，天下生活，2000。
11. 《醫療福利》，莫藜藜著，亞太圖書，2002。
12. 衛生署，http://www.doh.gov.tw/cht2006/index_populace.aspx。

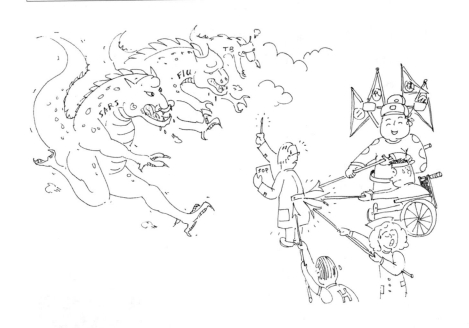

醫療疏失防制

◇ 疏失如何發生

　　醫療疏失來自於醫護人員的疏忽大意，過於自信，技術或經驗不足所致，救人前須自保，醫療疏失防制是從醫者必修的一門課，免得對病患越幫越忙，甚至造成醫病對立，引發醫療糾紛，違反了濟世救人的初衷，而讓原本應攜手抗病的醫病雙方，竟至反目成仇，對簿公堂，任憑刀筆判官裁決，徒然讓病魔竊笑而已，對疾病之防治和醫病關係之改善，可謂毫無幫助。

　　然而今日醫療環境極端危殆，醫病關係已惡劣不堪，醫師看診量大，行政負荷過重，健保給付有缺失，醫病雙方認知差異極大，在在造成醫療疏失及糾紛之頻仍發生，平心而論，醫療疏忽，不應僅歸罪於醫師能力不足，更不應動輒訴諸醫德大愛，神仙打鼓有時錯，何況凡人，人皆會犯錯，就事論事，追究起來，醫療疏失的發生，非一人之過，醫師、護士、病患、家屬和制度，都有很多可以檢討的地方。

　　如何防止醫療疏失，其實這是醫、護、病、家都應負的責任，只是混亂不堪的診療環境，爾虞我詐的家屬，自我為尊的病患，加上精疲力盡的醫護人員，以及醫療體系的管理輕忽，往往就是一場醫療災難的開始。

◇ 自身體驗

　　A君曾因拔除智齒引發上顎膿瘍,而去整形外科接受切開排膿手術,躺在手術台上時,他看著外科醫師拿著手術刀對著他的臉頰比劃,正待下刀時,忍不住提醒說:「你還沒打麻醉吧?」醫生愣了一下說:「我以為護士已幫我打了,平常都是這樣的。」一陣慌亂,打完麻藥後,他看著醫師拿著手術刀對他而來,驚問:「你要從臉上下刀?」醫生點頭說是。「那我不是破相了嗎?」醫生也茫然點頭稱是,他只好建議應翻開上唇從上顎黏膜下手,醫生這才恍然大悟,連忙點頭稱是照辦,手術中醫生不停的用電燒器來止血,而麻醉不足,讓他受盡折磨,卻也動彈不得,只有咬牙忍耐,這真是一場惡夢,我聽了則嘆息不已,庸醫誤人如此,我們社會,真的需要更認真,更用心的醫師。

◇ 醫病互信

　　個人從事急診醫療十幾年,每年平均診療五千人,自以學養兼優,仍然會遇到病患的質疑,有位家長堅持要找整形外科醫師過來幫他的小孩縫合,雖然我再三保證在技術和材料上都與整形外科無異,他還是辦理自動出院,另請高明,結果到附近的整形外科診所求診,店家索價五萬元,他只好悻悻然回來

我們急診屈就，他很委屈，我們亦同感卑微，健保如同賤保，可見醫病互信的淪喪到如此地步。

　　醫病關係根植於誠信，但誠信口說無憑，而是醫病雙方都應努力做好坦誠溝通，以期對疾病作徹底的了解，採取最適當的醫療方式。但坦誠溝通必先有健康的心理，而健康的人心有賴教育，今世難求，我們的社會已被政客打亂，人心昏亂，而教育則緩不應急，故須採取更積極有效的作為，凡事先求諸己，醫護人員也要從自身反省，來追求醫療疏失的預防之道。

　　在病患方面，首在於誠實的溝通，其次讓病患自己也積極的參與治療，平時應涉獵相關醫學常識，而非任人擺佈，人云亦云，有必要可多參酌其他醫師的意見，即所謂的「第二意見」，大家來集思廣義，找出一個最適當的治療方式，醫學並非科學，畢竟每一個人都不一樣，因此，在診療時必須個別考量，而非一成不變，最後，參考其他罹患類似疾病的病患的經驗談，即所謂的「病友會」，對於醫療方針的擬定與治療目標的規劃，也能有所助益。

　　同樣的，在醫護人員方面，也須常保臨淵履薄之心，提高警覺，認真遵循標準程序，用藥不忘三讀五對，杜絕錯誤，遇到疏失，應及時補救，勇敢認錯，而非竄改病歷，掩耳盜鈴，同儕更不應袖手旁觀，幸災樂禍，須知會發生在別人身上的錯誤，也有可能發生在自己身上，須記取過去教訓，經常反省臨床路徑的適切性，努力求取醫學新知，以所謂的 EEG——經驗（Experience），實證（Evidence）和準則（Guideline）從事醫療，以避免犯錯。

◈ 三校五對

　　在病歷上要有系統的紀錄處置和思考方向，隨著病程做調整，與病人及其家屬充分溝通，按部就班的來治療病人，也要和相關科別醫護人員仔細交班，說明處理方式和做法，取得共識再來進行治療。

　　我曾在凌晨 4 點被叫起來看一個腳踝扭傷的小流氓，護理師說 X 光檢查正常，而病患又吵又鬧，我就順理成章的以彈繃包紮，開些止痛藥，趕快打發他走，沒想到後來他到骨科回診時，被診斷為腳踝骨折而入院手術，從此三不五時來找我問候，大聲辱罵，用盡難聽的話，還要求到府負荊請罪，搞得我焦頭爛額，非常羞辱，也讓我印象深刻，永銘於記，我後來覺醒到，X 光片一定要自己看過才算數，遇到所謂的「奧客」也得要忍辱負重，有疑議則訴諸檢查和專科照會，寧可錯殺，不可殺錯，也就是採取「防禦性醫療」，解釋病情時不可把話說得太滿，要有轉圜的空間，不容病患有嗜血追剿的機會。

◈ 健保缺失

　　在門庭若市，精神不濟的時候，很容易發生疏失，若再遇到偏執的病患，往往追討不休，造成困擾。為了防範醫療糾紛，健保制度下的醫師往往採用防禦性醫療，讓病患接受一大堆沒

有必要的檢查和照會，讓貪小便宜的病患稱心滿意，但也造成病患無謂的身體傷害與醫療資源浪費、健保破產的悲劇，在現行總額運算制度下，則反過來用最便宜的藥、最少的檢查，卻讓真正重病的病患權益受損，兩者之間如何拿捏，不可僅仰賴制度，也不能盡信個人，此所謂「徒善不足以為政，而徒法不足以自行」，更完善的制度，更審慎的監督，以及更高的專業自律，對整個健保醫療事業來說才是刻不容緩的改革。

痛定思痛，應該以正面的態度來看待醫療疏失與醫療紛爭，以收「前車覆，後車鑑」的效果，醫療事業並非宗教，也不全是科學，所以難以講求絕對的真理，我們退而求其次，將醫療看作為人類追求健康的適度性，在社會環境條件許可下，達到讓人可接受健康的一個層次，比如在非洲和在美國，富人與窮人，城鄉之間，對於罹患相同疾病的病患，其追求的醫療的程度，就不應該，也難以達到相同的水準。

◈ 高層態度可議

我曾在一家教會醫院任職，感受到層出不窮的醫療糾紛有增無已，於是簽呈申請與聞有關醫療糾紛的始末，召開研討會，試圖從中發現疏失的線索，而思預防之道。沒想到院方回文稱醫療糾紛乃個人隱私，不足為外人道也，因而憬悟到院方的鴕鳥心態，對醫療疏失只求掩飾，不求預防和改進，他們只

在乎避免訴訟和降低賠償，忽略了檢討醫療體系中的疏失關鍵，所以糾紛不斷，在在發生，這是院方管理的失敗。一直到我離開前，這樣醫療糾紛頻仍的情況，毫無改善的跡象，而教會醫院所賴以維生的禱告和懺悔，似乎也沒能有效的遏阻其衰微的噩運。

然而，要醫護同仁開誠佈公推心置腹，來講述自己所犯的錯誤，可說是很不容易的，一方面擔心被有心人士拿來做鬥爭的工具（我們必須承認，這在醫界白色巨塔是很普遍的），甚至讓病患取得訴訟的有利證據，另一方面醫師的自尊心常常高到不肯認錯的地步，這也是造成醫療過誤無法透明化、公開化的原因，另外，醫界對醫療疏失往往偏向為歸罪個人問題，比如醫術不佳，缺乏醫德等等人身攻擊，而未能追究當時客觀環境與同理心的表現，也讓問題混亂失焦，而法界亦然，使得當事人醫師拼死掩飾和逃避責備，不然就是急於滅火，息事寧人，反而無法集思廣益，求得到更好的解決，也讓年輕的一輩，失去了借鏡學習的機會。

◈ 年輕醫師的借鏡

當此價值混亂的醫療社會裡，年輕醫師要面對的，不只是學養不足的問題，病患應對，健保變革，乃至於如何應付同仁鬥爭，都是生涯規劃的挑戰，很多年輕醫師莫名其妙的捲入醫

療糾紛，賠錢以外，精神損耗，人格汙蔑，更是難以承擔之重，幾年前榮總發生的放射科瘧疾感染事件，固然是醫療上的疏失，但後來演變成為醫師記過，離職甚而自殺的悲劇，這是醫院當局在處置上的偏差，所造成最不可原諒的錯誤。

我因而建議年輕的住院醫師，在走入醫院，參與醫療團隊前，要先做好準備，提高警覺：

1. 每天起床後，做好心理準備再看病人，過去在教會醫院，每逢週會，都先來一段晨耕，由牧師上來唸聖經，和大家一起禱告，澄心靜慮，再開始一天繁忙的醫療業務，即使不信教的人，也應該每天先靜思反省，沉思默想一番，不應在毫無心理準備的情況下，甚至通宵夜遊之後，頭昏腦脹之際，直接就跳入醫療戰場。

2. 解釋病情口徑一致，解釋病情是主治醫師對病患及其家屬的責任，取得同仁之共識，避免無謂之紛爭和困擾。住院醫師不必多事，而多說多錯，越描越黑，宜少說多做，但要認真聆聽主治醫師的解釋病情的方式，擇其善而棄其短，以為臨床訓練的一部分。

3. 主治醫師並非完全可靠，醫術是一回事，品格是一回事，有些主治醫師本身並非正派，收受紅包只能算小兒科，有些會爭功諉過的，不能也不願為住院醫師的診療背書者，甚至當著病患的面前，羞辱住院醫師而洋洋自得者，實為品格有缺陷，最好敬而遠之，且提高警覺，免得不知不覺間被出賣而不自知。惡劣的上司有時比病患更可怕，應多方探聽，

保持距離。我曾經遇到一個主治醫師查房時指著總醫師說，昨晚的手術是這位醫師的傑作，有什麼問題找他，嚇得總醫師屁滾尿流，從此值班時不敢開刀，凡事皆照會各科處理，同仁戲稱為「千百惠」。話說回來，對於自己不熟悉的領域，或有存疑之處，寧可多方查證求教，安全第一。

4. 年輕的醫護人員，很容易成為病患發洩怒氣的對象，應避免正面衝突，雖然讀聖經，念佛號有所幫助，但菩薩不是每個人可以達到的境界，當思千金之子不死於盜賊，不需要一夫當關，一人承擔所有責任和獨自面對危險，對個人來說是不智，而院方如此做則是陷醫師於不仁，同儕則是落人不義之譏，世界上只有主耶穌才能承擔一切人類的罪過，只是早早被釘上十字架了。

5. 不要搶先用新藥，也不要最後才用，搶先雖然有搏取名利雙收的機會，但也難免副作用的戕害，而副作用也許幾年後才陸續出現，有愧良心也愧對病患，然而拖了很久最後才學會用新藥，顯示自己學養可能太過落伍，為同行竊笑也。

6. 醫護人員要常自省，對於病患本身，盡量不可有分別心，盡量不可先入為主，這種修養很不容易，因為不易，所以當視為終身教養，有醫師將自己的黨派好惡，抒發在臨床診療上，或幫政客拉票，或嘲笑對手，因而引發無謂爭端，連累同仁與醫院形象，這是在不久前發生某民意代表於骨科住院時，遭院內敵對黨派同仁嘲笑，引發之不愉快事件，可為借鏡。

7. 對站在醫療第一線上的醫護人員而言，追求形而上的醫德，和醫術本位的提升一樣重要，就如同現在大學裡，既講專業也要追求通識教育一樣，不必怕醫療糾紛，但一定要防止醫療疏失，俄國的俗語說得好，「愛哭的人不適合殯喪業」，同理，怕熱的廚師怎能下廚房呢？謹守疾病診治的標準流程，應常保好奇心和求知欲，發掘新的問題，謀求改善，以避免疏漏，對於病患的病史、家屬、出身背景越多了解，越可以找出問題關鍵，而減少失誤的發生。

8. 要勇敢而誠實的面對錯誤，卻以機智的化解紛爭，疏失並非大罪不赦，凡人皆會犯錯，醫師也不是神，而醫療疏失再怎樣惡劣，會比得上殺人越貨的江洋大盜惡劣嗎？對犯下醫療疏失的醫師求處刑罰，就可以換得正義嗎？答案當然是否定的。但話說回來，不能欺騙、隱瞞或竄改病歷，一錯再錯，而要分析錯誤的原因，記取教訓，一犯再犯就不可原諒，其實人心卑鄙，自私自利才是世間最大的惡魔。

很多時候，病患想知道的是實情，並沒有偏執至告到底的意思，只是有的醫師因自尊心過強，或害怕醫療糾紛纏身，而反應激烈，惡言相向，反而模糊了焦點，造成不可收拾的局面，應加強心理建設和溝通技巧，放下身段，誠實溝通，實為今日從醫者必修的通識課程。

在醫院方面：

1. 醫院主管應以建立安全，效率和品質的醫療環境為職志，所謂的安全是要保障就醫的安全，包括醫護人員和病患都

須兼顧,而效率在於以有限的資源做最大的運用,從診療動線,軟、硬體改善,人員訓練來著手,提升品質在於醫療品管之外,醫護人員生活品質,也須兼顧。衛生署有鑑於醫療安全的重要,特別訂定民國 93 年為病患安全年,加強宣導和執行醫療行為之安全。

2. 以正面態度處理意外事件,建立無責難的通報系統,收集資料,分析錯誤的原因,而思改進之方,避免一味的苛責和處罰個人,阻塞其上進之路,但對於一犯再犯者,須個別輔導,並追蹤改善方案的結果。對於惡意犯行者,應公開資料,客觀釐清權限,追討其應負責任,敷衍和鄉愿心態,無助於醫療職場安全的改善。

3. 召開醫療糾紛檢討會,暢所欲言,經驗交流,不指名道姓,不對號入座,主旨在於找出問題根源,面對問題,尋求最適當解決和預防,而須放下自尊的偽裝,真誠的溝通,在自由溝通意見中,激發創意,讓醫護同仁藉此增進防範醫療疏失的能力。

4. 加強醫護人員人文素養和訓練,走出封建自閉的象牙塔,專業的醫療知識以外,如何建立臨床路徑,加強實證醫學,可視為在職專業訓練的必修課程,至於溝通技巧,績效管理,醫學倫理,情緒修養等等課程,宜當作終身教育學分來加強。

5. 設立法律顧問與醫療糾紛保險制度,專責處理醫療糾紛,並由層峰充分授權,設置危機管理小組,及早介入找出醫

療疏失的關鍵，解決醫病紛爭，支持與保護受害者（受害者也不一定是病患，醫護人員也須兼顧），設立如同藥害保險制度一樣的無過失賠償，讓受害者在責任釐清前，先得到補償和保護以減輕負擔。

6. 以公權力介入，消除不理性的到院抬棺抗爭行為，回歸理性的判斷調解，須知抗爭不會帶來真相，暴力只有徒增傷害，而抬棺是下流卑鄙的手段，侮辱屍體，騙取同情，十分原始，十分卑劣，是文明人的恥辱。

◇ 人非聖賢

美國國家醫學研究所（institute of Medicine）於 1999 年出版了一本書，書名為「To Err Is Human」，即「人會犯錯」，明白指出犯錯原本人性，犯錯並不可恥，但有錯不改，不從錯誤中學習，才是大錯。有鑑於醫療疏失與糾紛之頻仍發生，民國 93 年 11 月 4 日衛生署首次舉辦全國性的病人安全週活動，為病患之安全意識之提升開啟了新的里程碑，鼓勵大家提報醫療疏失事件，坦誠溝通，進而提供經驗學習和環境改善的契機，將病患安全概念深植於病患、家屬以及醫護團隊心中，以實事求是的態度來面對醫療疏失，謀求改善良方，才能有效的防止進一步的醫療疏失，進而減少因醫療疏忽，造成病患與醫護人員雙方身心的傷害。

參考資料

1. 《醫療疏失的真相》，詹廖明義，安立出版社，2004。
2. 《醫療糾紛》，陳虹樺，合記圖書出版社，2003。
3. 《醫心一得》，王國新，巡弋公司，2000。
4. 《醫師的深情書》，賴其萬，天下文化。
5. 《醫護法規》，曾育裕，五南圖書，2004。
6. 《醫事紛爭預防學》，室伏章郎，日經社，1990。
7. 《醫療事故紛爭之預防》，岡田清等，醫學書院，1997。
8. 《醫療事故醫療訴訟防止與對策》，柿田章等，日總研出版，1999。
9. 《意外傷害防治》，王國新等，五南文化，2002。
10. 《候診室裡的菩薩》，陳正芳，商智文化，2003。
11. 《檢查你的醫師》，賴鈺嘉，晨星，1999。
12. 《生病、生病，為什麼？》，廖月娟譯，天下文化，2001。
13. 《神經外科的黑色喜劇》，吳程遠譯，天下文化，2000。
14. 《第二意見》，陳萱芳譯，天下文化，2002。
15. 《屈辱》，柯慈著，孟祥森譯，天下遠見，2001。
16. 《急診室的瞬間》，廖月娟譯，先覺出版，2000。
17. 《幕永不落下》，李家同，未來書城，2000。
18. 《用心聆聽》，黃達夫，天下文化，1997。
19. 《性、女體、手術刀》，林文斌，天下文化，2001。
20. 《疼痛──不受歡迎的禮物》，江智惠譯，智庫文化，1996。
21. 《老子的智慧》，任法融，地球出版社，1994。
22. 《誰來下手》，魯宓譯，張老師文化，1999。
23. 《啼笑皆非看外科》，林秋江，聯文，1900。
24. 《我的教育、我的醫學之路》，何曼德，新新聞，2002。
25. 《死亡的尊嚴與生命的尊嚴》，傅偉勳，正中出版社，1993。
26. 《瘟疫與人》，楊玉齡譯，天下文化，2003。
27. 《最稚齡的科學》，廖月娟譯，天下文化，2002。
28. 《找對醫院看對醫生》，夏樹譯，如何出版社，2001。
29. 《新醫療社會學》，胡幼慧，心理出版社，2001。

30.《你的醫生在想什麼？》，賓靜蓀譯，天下生活出版公司，2000。

31.《誤診》，山本俊一譯，中央洋書出版部，1989。

32.《誤診學》，劉振華等，藝軒出版社，1998。

33.《誤診預防手冊》，林明慧等譯，月旦出版，1997。

34.《醫生為什麼會犯錯》，公共電視節目錄影帶。

35.〈併發症與醫療事故的相互關係〉，譚健民，《台北市醫師公會會刊》，2004；48：1-4。

36.〈急診醫師的法律危機管理〉，陳進明，《J Emerg Crit Care Med》，2001；12：161-7。

37.《Manual of Surgical Therapeutics》，R E Condon，1993。

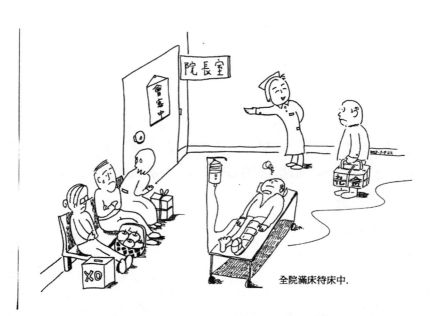

全院滿床待床中.

健康管理

◇ 緣起

原本健康管理這門課是放在期中考以後講述的，但是看到病人的就醫過程以及很多慢性病之管理都出現很大問題，甚至包括我自己的家人亦同，迫使我不得不提前整理資料，提出個人的看法與做法，試圖改善許多人對健康管理之誤解，真正能好好的管理自己的健康。

◇ 由急診痛風病人說起

痛風很少受到重視，大多數病人都是痛風發作才來急診就醫，即使是高知識份子，也會久病生厭，不想長期服藥控制，有賴醫護人員提醒和鼓勵，我們收集急診痛風發作病人資料，登錄 1.疼痛指數，2.門診哪一科，3.長期控制藥物副作用，4.衛教有無，5.第幾次發作？第一次是何時？6.有否安排門診追蹤？7.有否抽血檢測尿酸以確診？8.是否有固定服藥控制？9.藥物劑量調整與否？10.是否定期追蹤腎臟與肝臟功能變化？

　　結果顯示：在兩個月內收集到十七個痛風病人，十五個男性二位女性，平均年齡 48.3 歲，發病史六年左右。其中只有24%曾經接受衛教，29%對痛風有概念，12%有固定在門診追蹤，其尿酸控制不佳（平均 8.1±2.0），由於年紀還輕，尚未見到明顯肝腎臟功能惡化（BUN/CR=19/1.3）

　　結論如下：

1. 痛風病人未能長期有效控制，顯示衛教做得不足。
2. 現今專責痛風醫師太少，病人常抱怨掛不到號。
3. 病人往往等到痛風發作才就醫，顯示觀念偏差。
4. 醫師對病人治療不完整，未安排進一步檢查，只是給予症狀處理，未能安排長期門診追蹤。
5. 病人缺乏定期檢測尿酸和肝腎功能概念，顯示在我們健保制度下，對於痛風治療之缺失。
6. 藥物副作用大，造成病人排拒，應鼓勵藥廠研發改善。

◈ **改善措施**

1. 病人需徹底了解痛風，需終生服藥控制，可以上網查詢，自修或是請教專家。
2. 不能期待醫師有空好好解說，因為門診病人太多了，必須有賴衛教護理師幫忙衛教。
3. 開立長期慢性處方籤，省得常常要跑醫院。
4. 每次看診例行檢測尿酸值，調整藥物劑量和種類。

5. 追蹤藥物反應與副作用，預警注意。

6. 鼓勵病人自購電子儀器，在家每天測量尿酸變化。

7. 固定一位家庭醫師長期追蹤，醫師必須有效控制而且固定檢討以調整藥物用量。

8. 自我健康護照定期登錄定期體檢結果。

9. 標準化處置，以減少差異與時間來因應門診大量病人。

10.加強衛教由專科護理師負責，取代醫師忙碌沒空衛教。

11.社會教育由痛風專科醫師講演來宣導保健常識。

12.鼓勵廠商進行健康偵測之電子產品開發和藥物研究。

　　由急診痛風病人看慢性病控制成效，可以發現在現今健保制度下，民眾對於健康之意識和認知仍有偏差，必須靠教育來扭轉，而醫療單位也必須反省診療方式，對於病人和慢性病控制，仍有不足甚至草率之處。在病人方面必須透過教育以啟發其智慧，覺悟和認知健康管理之真諦，輔導其自我健康管理技術，善用健保資源來控制慢性疾病，而達到改善和促進健康之目的。

　　除了痛風以外，其他慢性疾病包括糖尿病，高血壓，高血脂等等之長期控制仍有很多有待改善之空間。我由自家表兄控制血糖，對抗糖尿病之決心和成功，了解到很多病人為何失敗的原因，也因此了解到慢性病之控制，首先要有自覺和決心，徹底改造生活型態，革除壞習慣然後增進對該疾病之知識，結合健保資源，配合生活作息來求改善，自救得救，若只是一味的依賴醫生，或是自求秘方都是沒有意義的。

◈ 健康管理分類

　　團體健康管理接受委託，管理品質不好則常挨告；個人健康管理，管理不好則罹病死亡。近來健康管理專業顧問公司如雨後春筍般的成立，健康檢查依檢查層次收費，仍以專業醫師解說為最重要，然而技術和成效未成定論，難免有走火入魔或強迫推銷之嫌，以及時效有限、費用高昂、專科醫師欠缺、高階儀器昂貴、服務人員不足、投資回收不易等等問題。

　　回顧健康定義，健康是身體、心理和社會關係達到安適狀態，而並非只有不生病或是不虛弱而已。然而管理的定義呢？管理是一種生活方式，透過各個專業之分工、整合，達到效率和創造價值，形成一種經營模式。所以健康管理就是透過自覺、教育、資源利用、分工整合、調整和管理，更有效率的讓每個人能夠獲得健康的生活方式。

　　健康來自於自覺，而必須學習，求助於專業，以取得可靠資源，其實，最好的健康管理還是靠自己，健保時代醫生太忙，醫療不等同於健康，有錢人會找健康顧問，自己若沒錢請健康管家，只有靠自己，很多窮人家自暴自棄，健康管理其實很簡單。

　　雖然名為健康，但是全民健康保險並未能達到健康的效果，充其量不過是醫療方便而已，國民壽命並未能因健保施行而有所提升。健康不等同於醫療，而今醫療只是被用來收拾健康衰敗的殘局而已，當然效果有限，若是能從預防醫學來切入，更早防止健康之惡化，才有可能真正改善健康，延年益壽。

現今醫療的過程是不愉快的，無論對病人，家屬或是醫護人員而言，都是痛苦的經驗，如何提升醫療品質，改善就醫環境，減少病人的痛苦固然是全民必須達成的境界，對醫護人員來說，減少醫護人員的醫療風險，創造良好安全的職場環境，也是應該好好規劃的。

　　民生的演變由需要，安適到繁華，醫療在過去，對民眾而言是切身需要，進入健保時代後，醫療成為社會福利，人民就醫得到便利，然而，若要提升醫療水準，就需要更多的資源，這恐怕不是現今廉價健保可以那麼容易達到的目標。

　　直言之，現今健保只是提供基本民生安適程度而已，要求更進一步的檢查，更高一層的治療，無論是 64 切電腦斷層，無論是迦馬刀，冠狀動脈支架，或是單人套房，很現實的是健保不給付，平民百姓徒呼負負，可望而不可及，可知如今之健保是廉價品，天下沒有白吃的午餐，不同社會階層就有不同等級的待遇。至於談到健康管理，必須先有自覺，而後要有所本，亦即運用智慧在有限的資源下，做到最大的運用。

◈ 作法

1. 健康叢書、報章雜誌查詢
2. 醫療網站（WebMed http://my.Webmed.com），官方網站也較可靠
3. 自我評估

4. 健康檢查找出潛在問題

5. 第二意見諮詢，專科會診

6. 專屬家庭醫師諮詢，找一位醫療顧問（家庭醫師）督促，檢視治療進度，調整用藥，糾正生活型態

7. 個人健康管理技術

(1)個人隨身病歷，健康護照記載，包括診斷，用藥，手術，過敏史

(2)內容無限，視個人需求而異，

A. 控制慢性病，監測病情變化

B. 調整用藥，檢測血中濃度，監督藥效反應，氣喘，強心劑，癲癇症用藥血中濃度

C. 血壓，心跳，血糖，尿酸隨時可測電子儀器方便使用

D. 基本要項：身高，體重，BMI（身體質量指數），體溫

E. 體適能，骨質密度追蹤其終身變化

(3)費用因人而異，可以高貴，可以不貴

(4)期限：至死方休，這是個人終身健康追蹤手冊

(5)登錄每次就診紀錄和處置，成為自我健康管理帳簿

(6)內附歷年來體檢報告，可供參照，了解健康狀態惡化

◇ 健康檢查

1. 每個年齡層都有健檢必要，不同年齡層有不同需求。

2. 每一行業有其特殊必要檢查，司機之視力，醫師之精神狀態，廚師之肝炎和痢疾，醫護人員之輻射線劑量。
3. 需要專家解說和追蹤，安排會診與次專科門診治療。
4. 善用機關團體健檢，老人健檢，幼兒健檢以保健康。
5. 體檢應該包括精神諮詢和憂鬱量表，兼顧身心健康。
6. 體檢和健康是兩回事，體檢只是健康之初步，並非健康之保證。健康是一種身體持續變化的動態。
7. 天下沒有白吃的午餐，健康要付出代價。

◈ 特殊慢性病控制

1. 知識與教育
2. 專科照會
3. 追蹤監測
4. 調整生活作息和藥量
5. 長期計畫——改善生活環境，長期保養身體

◈ 舉例說明——高血壓

1. 高血壓診斷，自備血壓測量儀。
2. 治療－調整生活作息，戒煙，輕食，運動，藥物。
3. 追蹤，每天量血壓，算出平均值是否在正常範圍。

4. 調整劑量，再追蹤。

5. 開立長期慢性處方簽，以減少看門診次數

6. 目標是藥越少越好，生活越舒服越好，避免藥物副作用，避免長期使用單一處方，提升生活品質。

　　其它仍須努力的慢性疾病，包括糖尿病、痛風、尿毒症、心臟病、慢性呼吸道疾病、新陳代謝症候群（膽固醇，三酸甘油酯，低密度脂質），甚至癌症等等之管理，都還有很多改善的空間，現行健保下錢少事繁，病人對於這些疾病的控制仍不完美，有待改善。我們應該隨時隨地，與時俱進，以更積極的態度來改善慢性疾病之健康管理。

　　現代企業講究管理，每個人都想勞心者役人，勞力者役於人。但很少人想到，如何好好管理自己的健康，其實沒有那麼困難的，只要下定決心，善待自己，擬定計劃，自我健康管理就能得心應手，而且比管理別人更有實際效果。

◈ 結論：參觀 2008 年醫療展有感

　　看到健康相關產業之蓬勃發展，讓我重新建立對這一行的信心。

　　這一天必然會到來，我是如此地堅信。

　　每個人家大門口都會安置一台自動健康管理機器人，每天出門前，回家後，機器會自動掃描，檢測體溫，呼吸次數，心

跳，體重，血壓，乃至於血糖以及其他包括膽固醇，三酸甘油酯，尿酸等等，以及提示慢性病用藥。

平時用藥都在門口的機器人身上，出門前服用，也可以帶出門使用。也就是說，所有現在醫院門口，急診檢傷能做的例行檢查項目，包括血壓，心跳，呼吸，體溫，疼痛指數等例行生命徵象，甚至血糖，尿酸等項目，都可以變成居家生活之例行產品。

小孩子回家時，父母親立刻可以由門口玄關的健康管理機器人通報是否小孩有發燒，需要立即處理，而不是等到三更半夜才發現，血糖太低也會警示，所以會先讓小孩吃點東西。

那時，個人健康管理都可以電子化，生病可以提早發現，重病也能及早預防，醫院是專門設計用來開刀和治療急重大傷病和管理所在，門診排隊很少需要，大多是事先預約來做進一步溝通和檢查所備，長期療養則轉到療養院。

個人因為自行健康管理如此發達，生活衛生習慣提升，預防醫學深入每個家庭，因此，壽命大幅延長到人人皆達百歲天年，此時生活品質和個人樂趣變得很重要，因為那才是維繫人為何要活著那麼久的理由。

每日健康紀錄表

	體壓	體重	身高	血壓	血糖	尿酸	使用藥物	其他
週日								
週一								
週二								
週三								
週四								
周五								
週六								

附錄：　BMI(身體質量指數)=體重/(身高)^2
　　　　正常身體質量指數在 21 至 23 之間
　　　　正常血糖在 80 至 110 之間
　　　　正常血壓為 120/80
　　　　正常體溫在 36.8 至 37.2 度西之間

就醫注意事項

請攜帶健康護照，健保卡就醫，和醫生討論以下事項：

就醫介紹人：

過去病史：

過敏史：

上次月經日期：

最近出國紀錄：

此次就醫原因：

  1. 症狀

  2. 疼痛部位和頻率

  3. 開始時間

  4. 使用藥物

針對醫師處置提問：

  1. 診斷病名

  2. 致病原因

  3. 本次安排檢查名稱和目的

  4. 藥物作用和副作用

  5. 回診日期

  6. 日常生活飲食注意事項

┌─ **參考資料** ─

1. 《健康促進理論與實務》，張蓓貞，新文京開發，2007。
2. 《30 天年輕 10 歲》，蕭夏作，艾莉譯，民生報社，2004。
3. 《群醫談百病》，欣興出版，1999。
4. 《養生長青十法則》，約翰莫利，美商麥格爾，2008。
5. 《健康醫學》，范保羅等，五南，2007。
6. 《健康管理》，方郁文等，全華科技，2006。
7. 《健康筆記》，醫改會，2007。
8. 《管理是什麼？》，瓊安‧馬格瑞塔，天下文化，2003。
9. 《健康檢查之判讀》，吳宗穎，合記，2003。
10. 《醫療經濟學》，劉偉文審閱，五南，2008。
11. 《一句話改變人生》，齊藤茂太，春光出版，2008。
12. 《誰說人是理性的》，丹‧艾瑞利，天下文化，2008。
13. 《運動與心血管功能》，賴美淑等，國家衛生研究院論壇，
   2000。

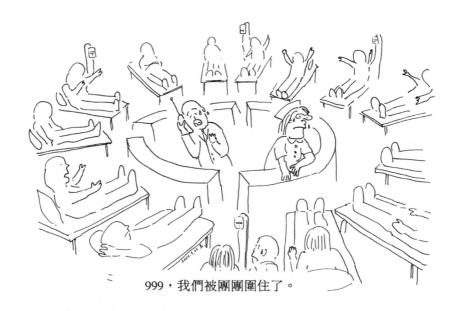

999，我們被團團圍住了。

新陳代謝症候群

◈ **緣起**

　　幾天前約老同學聚餐，當大家很開心的準備大啖美食之際，發現他愁容滿面，桌上的盤子裡空空如也，只有一杯茶，一副喝茶純聊天的架式，問了才知，最近受到「三高症候群」之苦，還特別到新陳代謝科掛號求診服藥呢！

　　什麼叫做「三高症候群」呢？我故意說是否為高個子，高收入和高學歷呢？還記得大學時代，這位老友來我們家拜訪，給老媽留下很好的印象，長得白白淨淨，又高大又斯文的醫科學生，「很有醫生相喲！」老媽對他真是讚不絕口，讓我聽了感覺很不是滋味。

　　須知高大白皙並非生存競爭之進化趨勢，在全球能源逐漸短缺之際，短小精悍才是王道（像我這樣），只是人類就是喜歡違反自然，逆勢而為，總是找高挑白皙精瘦的人來當做偶像以崇拜，而今「三高症候群」之出現，成為世紀之病，證實營養過剩反而帶來健康之危害，印證我所言不誣也。

　　高血壓，高血脂和高血糖，構成所謂「三高症候群」，然而，真正的名稱應為「新陳代謝症候群」，為 1923 年瑞典醫師 Kylin 發現高血壓、高血糖及痛風常出現在同一病人身上。1947

年 Vague 發現上半身的肥胖常與糖尿病及心血管疾病相關,再加上 1988 年 Reaven GM 提出 Syndrome X 的概念,並認為與胰島素抗性有密切相關。有越來越多的證據顯示,隨著人類文明之進步,營養過剩反而帶來種種慢性心血管疾病之產生,有必要及早提出因應對策。

◈ 定義

根據民國 96 年,糖尿病學會所提出,新陳代謝症候群之診斷標準如下:

1. 腰圍男生大於 90 公分,女生大於 80 公分。
2. 血壓高於 130/85 mmHg。
3. 空腹血糖高於 100 mg/dL。
4. 血脂肪三酸甘油酯高於 150 mg/dL。
5. 高密度脂蛋白,男生低於 40mg/dL,女生低於 50 mg/dL。

   其中合乎三項以上,就可以做出新陳代謝症候群之診斷。

   代謝症候群的危險因子如下:

   · 身體活動不足

   · 肥胖

   · 隨年齡增加

   · 男性

   · 有家族史(含糖尿病、高血壓與心血管疾病)

- 吸煙
- 吃檳榔
- 缺乏運動習慣
- 缺乏蔬菜攝取

◈ 流行病學

　　根據國民健康局於民國 91 年對新陳代謝症候群之研究，15 歲以上的盛行率為 14.99%，其中男性占 16.9%，女性占 13.8%，若是引用民國 95 年之診斷標準，盛行率增加為 17.6%（男性 20.4%，女性 15.3%），主要是由於身體產生胰島素阻抗，血中胰島素濃度高但是對組織反應差，以及腹部肥胖所致。

　　臨床上的意義，在於早期之心血管疾病及糖尿病高危險群，痛風，肺部和骨骼疾病增加，根據統計，體重過重 30% 會增加 25～42%死亡率，必須及早積極進行生活形態改造，以回轉或減緩此症候群惡化趨勢，必要時得以藥物控制，至於公共衛生的意義，在於進行全民教育，從小養成良好生活及飲食習慣，才能降低心血管疾病死亡率，以期減輕醫療與經濟負擔，提升國民生活品質，促進全民健康。

◇ 處理方式

治療新陳代謝症候群的方法主要是從生活形態來作改變，採取健康飲食控制熱量，減少油脂攝取，增加膳食纖維，少鹽，並且做適宜而足夠的運動，必要時再加上藥物來控制血壓，血糖與血脂肪。

目前建議治療目標如下：

- 空腹血糖控制在 126 mg/dl 以下。
- 低密度脂蛋白小於 130 mg/dl。
- 血壓不超過 135/85 mmHg。
- HbA1C：< 7%。
- 定期追蹤 HbA1C，CCr 肌氧酸酐廓清率，尿蛋白與眼底變化，若檢查有尿蛋白出現，可視為腎臟功能開始衰退之證據，故須更加積極治療。

◇ 糖尿病

在糖尿病方面，應該採取更積極的控制措施，飲食控制與藥物是要平衡的，運動是有幫助，口服藥物包括磺胺類（刺激胰島素分泌），雙胍類（抑制肝醣輸出），Alfa glucosidase inhibitor（抑制澱粉分解），PPAR-r（改善胰島素作用），若是療效未如預期，則必須加入胰島素，最近幾年來電子儀器飛躍

進步，監測和控制血糖都能做到更精微短小，給病人帶來很多方便和安全，可以隨時隨地監測血糖，配合胰島素注射，能夠更精準控制血糖變化。

◈ 福態非福

　　如今減肥運動成為國際流行，也造就了相關產業包括美容減肥名醫，減肥藥，運動器材和俱樂部之風行，但是驟然減肥有其危險性，而且減肥藥物，各有其副作用，甚至有的含有麻醉管制藥品，不能不防，比如減肥菜可能造成不可逆之肺臟纖維化，除非施行肺臟移植無法活命；東南亞進口減肥藥常常被查出含有安非他命成分，造成中樞神經興奮與成癮作用；諾美婷也會引起中樞神經興奮，心悸與失眠；至於減肥糖 Mannitose 會降低食慾，羅氏鮮會抑制脂肪吸收，造成腹瀉和利尿副作用等等。

　　很多減肥課程和治療療程，都標榜有顯著效果，只是所費不貲，而且難以維持長期的效果，對於過度肥胖造成身心障礙者，也有施行手術減肥的方法，現在最常使用的三種手術方法如下：

1. 胃隔間手術，利用手術將胃容量縮減，台大醫院針對一百四十公斤病態性肥胖患者進行手術，一年後可減輕體重五十公斤以上，健保有給付。

2. 可調節胃束帶，利用矽膠做成胃束帶，將胃分為兩部份，
術後進食時，食物只能慢速通過，病人吃不快，自然減少
食量，健保也有給付。

3. 胃部放置水球，用胃鏡將矽膠球送到胃底部，再注入生理
食鹽水，免開刀，半年後取出水球，健保不給付。

　　只是手術後併發症不少，傷口感染，癒合延遲，心血管併
發症，肺栓塞等等時常發生，甚至有因減肥手術喪命者，這是
有意手術減肥者必須考慮的風險。非不得已，還是盡量避免用
激烈方式來達到減肥的目的。

◈　**高血壓**

　　由於高血壓和中風、心臟病、腎臟病息息相關，115/75
mmHg 以上時，血壓每增加 20/10 mmHg，心血管疾病的機率
就增加一倍，超過 190 mmHg 時，很有可能造成腦血管破裂出
血，必須及時處理。即使在高血壓前期者，仍須要改變生活形
態，以期預防高血壓。一般藥物治療會先以利尿劑開始，再視
治療效果加上其他比如血管擴張劑，乙型交感神經阻斷劑，鈣
離子通道阻斷劑等等，避免長期吃同一種藥。且注意藥物帶來
的副作用，比如肌肉酸痛，姿勢性低血壓或是咳嗽等等。藥物
選擇要依據病人本身條件包括原有慢性病等，作個別調整。最
好是固定在一位可靠的家庭醫師處，作長期追蹤治療。

◈ 在血脂肪方面

監測膽固醇，三酸甘油酯，高密度脂蛋白，低密度脂蛋白變化，從飲食習慣改變著手，避免油膩及重口味食物，務必讓三酸甘油酯和低密度脂蛋白保持於低水準，低密度脂蛋白應該降到 130mg/dL 以下，若是改變飲食和生活習慣仍無法奏效，就要使用 Statin 等藥物，才能有效預防血管阻塞和動脈硬化，進而防止冠狀動脈阻塞以及心肌梗塞之發生。

◈ 運動

規律運動有助於改善心情，提升體適能，進而改善代謝症候群，降低心血管疾病之發生，一項針對中年女性之研究顯示，少量運動比起毫無運動者，可以明顯增加體適能和減小腰圍，因此，對於代謝症候群患者，適度運動，提高身體活動量，絕對是有益處的。

◈ 健康的因素

根據聯合國衛生組織之建議，影響人類健康之因素，依次為生活方式，環境，生物和醫療，主要還是生活方式影響最大，

而良好的生活習慣養成來自於童年教育的啟發,越早開始培養越有效果,這是每個人的家庭不可忽視的地方,總之,養生之道在於均衡生活,過猶不及,人生原本有貧富貴賤,變化莫測,但是身體健康是每個人自己最可貴的資產,也是應該每個人自己來用心經營呵護的,醫療只是扮演一個補救的角色,對健康的維護來說其實沒有想像中那麼重要。

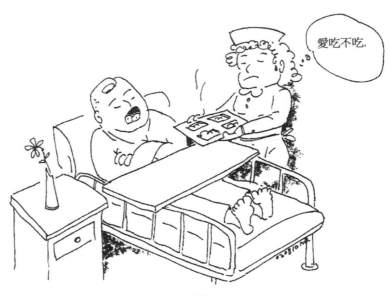

我可以點麥當勞嗎?????

── 參考資料 ──

1. 《醫院常用藥100問》，花蓮慈濟，原水文化，2006。
2. 《生病生病，WHY？》，廖月娟譯，天下文化，2001。
3. 《健康食品停聽看》，顧佑瑞，書泉，2006。
4. 《吃錯了當然會生病》，陳俊旭，新自然主義，2007。
5. 《名畫診療室》，張天鈞，時報文化，2001。
6. 《營養與人生》，朱巧艷譯，五南，2000。
7. 《自然養生寶典》，陳龍根，讀者文摘，2000。
8. 《糖尿病講座》，戴東原，健康文化，2002。
9. 《打敗糖尿病》，裴駒，生智，1999。
10. 《營養學》，鄭玉琪，考用出版，2000。
11. 《甜甜圈外的人生》，安蒂‧多明尼克，天下文化，1999。
12. 〈代謝症候群的治療〉，溫瓊容等，《台北市醫師公會會刊》，
    52；12：37-42，2008。

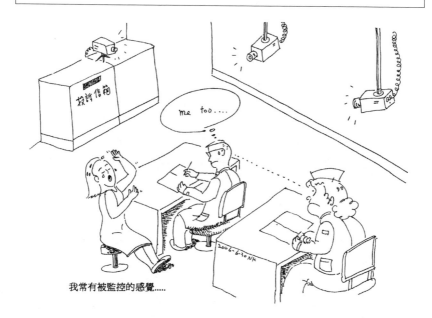

我常有被監控的感覺……

居家安全之維護

　　一個人由出生、成長、就學、就業、成家乃至死亡，都是以家庭為中心，除了就學和工作外，絕大部份時間，可說都是在家裡度過；因此說家庭是個人的避風港，應是最安全不過的地方才對，只是「天有不測風雲，人有旦夕禍福」。有時因為天災、有時因為人禍，以致「人在家中坐，禍從天上來」，令人扼腕抱憾，其實大多數的事故傷害都有跡可循，可以防範，只是一時疏忽而已。

◈ 居家設計

　　室內設計應以安全穩固為第一考量，而非只求豪華亮麗，擺設應避免易碎和尖銳裝飾，尤其家有小孩和老人者更應如此。針對小孩常因撞到桌角茶几受傷一事，有小孩的家庭何不考慮移除茶几和泡茶道具以免受害？更進一步言，連電視都可以不要，免得小孩沉迷於電視和電玩，妨害親子相處時間，如何讓小孩在家裡有一個比較寬敞安全的活動空間，很值得為人家長們參考。

◈ 傢俱擺設

　　為了防止幼兒燙傷，開飲機和泡茶茶具應該讓小孩無法觸手可及，最好是擱置倉庫不用，等小孩長大再拿出來吧。在防火方面，家庭自備滅火器，安置於門口和臥房是有必要的，而非放在廚房，當然，為了安全也為了健康，臥室禁止抽煙和薰香蚊香，是應大力倡導的。至於一氧化碳中毒事件，主因密閉室內通風不良所致，因此瓦斯熱水器裝戶外，隨時以肥皂水檢測有無漏氣，安裝防火與煙霧警報裝置，也是居家安全重要的考量。

　　由於兒童與老人家最常發生的事故傷害為跌倒，因此舉凡家中有小孩和老人家者，其居家生活必須重新規劃設計，以避免跌倒意外之發生。由入門開始之防夾裝置、廚房之小兒禁入、地板之止滑設備、衛浴設備洗手台崩落及馬桶崩落等等之防止，另外針對小孩時常由樓梯跌落之案例，應該禁止小孩騎乘學步車（這點在歐美先進國家早已禁止使用了）、樓梯間之防跌裝備和照明設備也有待加強。

　　根據專家的建議，居家安全設計的口訣為避免「小、尖、長、濕」；加強「軟、窄、高、乾」，也就是不要隨意放置小紐扣、錢幣，以免吞食意外；尖銳的工具如菜刀與縫針，應該妥善收藏；窗簾的繩子太長，往往造成勒死幼童之不幸事故；而濕滑的地面和地板材質，也會造成家人滑倒受傷之慘劇。所以小孩房間之軟性材質設計、防撞橡皮墊、手扶梯間距窄化，有

助於維護幼兒之安全；而將藥品等危險物品置於小孩搆不到的高處，保持地板乾燥，也都是居家安全維護之要項。

◇ 事故傷害可以防治

　　因為確信事故意外之可預防性，我們一方面釐清急診傷患的傷害機轉，一方面也試著設計各種防患未然之道，所謂「前車覆，後車鑑。」就是這個道理；我們收集了急診十多年來的經驗，編輯成《意外傷害防治》（五南出版，2003），就是針對社會大眾以及通識課程所設計的教材，對於事故傷害之防治落實，有很深的期待。

　　另外，對於天災如颱風、地震、土石流之為害，若將之歸罪於天或期待救災於人，都是很不實際的想法。試看921地震至今，若只靠政府的力量，有如緣木求魚，不知要等到何年何月？須知政府的能力有限，而民間之潛力無窮，求人不如求己，重建家園、恢復平常生活，需要的是全家人同心地努力，自殺、鬧事、示威或是訴諸國際媒體，怨天尤人都於事無補，不過是其情可憫而已。

◇ 天災人禍

　　像台灣這樣的地形和天候，地震、土石流與颱風自古有之，與其防堵不如疏導，順應自然，學習與天災共處，讓土石

流有其出口而非加工圍堵，在居所方面，避免住居斷層地帶，加強營建品質，嚴禁偷工減料，就能減少地震與土石流之為害；易碎物盡量收藏保管，易倒傢俱需固定，雖然難看，為了安全不得不如此，避免倒塌傷害，地震發生時緊依牆柱，避免躲在桌下或車裡（參附錄）。

此外，買房子時須慎選建商和建地，避開常淹水和倒塌地區，就是居家安全防護之第一步，有學者甚至建議應該放棄汐止集水區和社子島沙洲地形，不要與洪流過不去，雖然現實面很難執行，其實就安全著眼，長遠之計，也是有道理的。

除了天災，再看人禍，台灣社會自古以來的鐵窗文化、宵小猖獗，不僅居家，座車偷竊和扒手橫行，類似那些貧富不均而生活擁擠的落後地區一樣，是一件令人防不勝防、令人痛心疾首的憾事，「危邦不入，亂邦不居。」雖然大多數人的經濟能力無法移民，但好歹還是可以盡量選一個比較乾淨安全的居家環境，試想一個違章建築林立，連救護車和消防車都開不進來的窄巷子，人車雜遝、骯髒凌亂、住戶水準不一的社區，哪有什麼安靜和安全可言？還是趁早搬遷為宜吧。

據最近政府公佈的資料顯示，由於經濟不振、政府無能，已使貧富不均差距擴大成六倍以上，以致鋌而走險者眾，在治安敗壞的社會裡，擄人勒贖層出不窮，防不勝防，而醫師和商人頓成肥羊，甚至有隨機綁架勒贖者，人民生活於恐懼之中，被迫移民，實非不得已也，我們也應謹記財不露白的慘痛教訓，保持低調，謹言慎行，才能求得苟全性命於亂世。

為了居家治安維護，警方也應主動出擊，開始為社區居民做居家安全總體檢，與鄰里長共同規劃社區治安改善方案，條列出各種安全防範細項，從入門開始仔細檢查，時時備查，並且發動社區居民從事守望相助，多管閒事，共創安和鄰里，即是所謂的治安風水師之規劃。

　　天有不測風雲，人有旦夕禍福，我們面臨到天災人禍，應知未雨綢繆的必要，尤其意外傷病保險對經濟不穩定的家庭來說格外重要，是以越窮越需要保險，和健保一樣，而節約儲蓄也是可以加強之處。

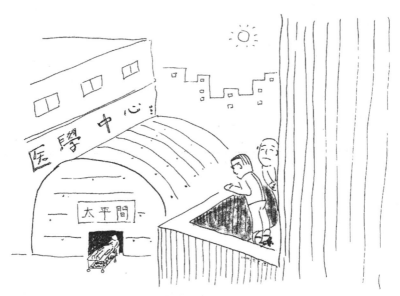

這間房子能賣得出去才是真的見鬼了。

參考資料

1. 〈防震避災從己做起〉，王國新，《台灣醫界》，1999，42：48-9。
2. 〈記取教訓，做好防範〉，王國新，《統領雜誌》，1999，169：28-33。
3. 《居家安全總體檢》，黃美湄，學前教育，2000，8：48-51。
4. 〈從流行病學觀點談兒童的事故傷害〉，李燕鳴，《台灣醫界》，2001，44：31-3。
5. 〈洗手台崩裂外傷〉，王國新，《急救加護醫學會雜誌》，2000，11：137-42。
6. 《嬰兒暨兒童急救指南》，陳美君譯，五南，2008。
7. 《意外傷害防治》，王國新，五南，2004。
8. 《急診醫學》，王國新，五南，2010。

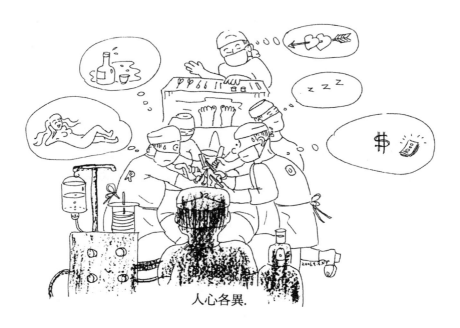

人心各異.

附錄：地震來襲如何應變

　　道格卡普是美國國際搜救隊隊長，自一九八五年至今，他與他的隊員已經參與全世界七十九次重大災難的救災工作，他曾經爬進近七百棟因為地震、爆炸而嚴重倒塌的建築物內搜查受困的生還者以及罹難者的遺體。除了參與兩年前日本神戶大地震及美國奧克拉荷馬市聯邦大樓爆炸案救援工作，十二年來國際新聞中的多次重大災難救災，他都沒缺席。

　　國人從小到大，在防震演習中，老師總是叫學生躲在課桌下，道格得知這點後，很焦急地一再呼籲：不要躲在桌子、床鋪下，而是要以比桌、床高度為低的姿勢，躲在桌子床鋪的旁邊，或是牆柱旁邊比較安全。

　　如果人以低姿勢躲在傢俱旁，傢俱可以承受倒塌物品的力道，讓一旁的人取得生存空間，道格說，即使開車時遇到地震，也要趕快離開車子，以免留在車裡被壓扁，相對於建築物倒塌動輒幾十公噸之重量，畢竟車子能夠承受的壓力還是很有限。

　　這使我想起二十年前在日本發生一件工安意外，捷運（在日本叫做單軌列車 monorail）工程中吊車纜繩斷裂，捷運軌道的樑柱掉下來，壓到在左下方通行的十二輛車子，死亡十三人，我當時問同事車子怎麼這麼不耐壓呢？同事回答說，被那麼巨大實心的水泥樑柱壓到，連坦克也難逃一死吧！至今印象深刻。

癌症與人生

　　人類要活到百歲並不困難，只是國民十大死因列舉的各種慢性疾病，特別是癌症，可以說是人類長壽的最大障礙，根據《神經外科的黑色喜劇》所述（吳程遠譯，天下文化，2000），癌本身並不惡毒，也不是什麼敵人，而是生物界的一種過程，一種程序，它之所以會演化出來，是為了一個十分實際的原因，就是讓人類死亡罷了。話說如此，把人類這個無可避免的宿命說得如此輕鬆，好像不知人類奮戰癌症是多麼的辛苦，這樣的抗癌戰爭，正無時不刻的越演越烈。

◆ 病例介紹

　　四十五歲女性，因呼吸急促入院，胸部影像發現轉移癌症，經深入調查始知原是卵巢癌轉移，三天內更加惡化，已經無法躺下呼吸，必須半坐臥，且以氧氣面罩呼吸。她已經毫無生存意志，不說一句話，凡事任憑處置，沒有朋友和家人陪伴，她以為到宗教醫院可以得到安慰，沒想到宗教醫院在偽善的面具下，人心更冷漠，她被棄置一角，無人聞問。

　　最讓人不忍的，其實並非醫藥費的問題，在全民健保的德政下，就醫很少有人煩惱醫藥費了，反而是妻離子散，沒有朋

友，而且自己也缺乏鬥志，沒有求生意志，一味的要求止痛藥來解脫，而終於含恨死亡。其實，親情和意志，彰顯人生的意義才是真正對抗癌症最重要的力量。這樣孤寂病死，真是令人感慨萬千。

◇ **癌症帶來毀滅？**

　　拜讀了台大李豐醫師的著作，談到她的罹癌經驗，可說是可歌可泣，令人動容，她在生病的時候，適逢異地求學時期，一下子喪失工作，遭男友離棄，而造成自信淪喪，幾乎失去了生存的勇氣，後來下定決心回國，遇到恩師益友提攜，重新站了起來，力爭上游，以運動、有機飲食、拒絕壓力來抗癌成功，竟然存活至今，於是她寫出《我賺了 30 年》這樣的書出來，經常演講防癌與養生妙方，也給社會上很多罹癌患者帶來鼓勵與希望。人生鬥爭原本殘酷，世事多變，人生本多苦難，但總是要自立更生，坦然面對困境，只因天助自助者。

◇ **癌症如何發生？**

　　癌症來自於本身細胞之突變，為何會發生突變呢？這和老化、外來刺激──包括輻射線、化學物質感染都有關係。

細胞在增殖過程中每次有十萬分之一突變的機會，絕大多數的突變細胞都會被自己身體的免疫細胞發現而殲滅，當細胞突變而能躲過身體免疫系統之圍剿，進而能自行增殖，取代原先細胞時，就變成是讓人聞之喪膽的癌症了。

對於人類來說，癌症與一般細菌或寄生蟲不同，它不求繁衍，不求共生，相反的，它生下來就是來要毀滅的，如同《神經外科的黑色喜劇》所稱，癌症本來就是來索命的，癌症可說是人類長壽永生之最大障礙，我們既然無法逃避老化，只有盡量去配合，勇敢去面對，延緩其毀滅的速度，一如人類與地球的關係一樣，唯有講究環保，不作殺雞取卵的傻事，才能延緩地球被人類這樣的癌細胞快速毀滅的厄運。

◈ 癌症如何治療？

就以國人耳熟能詳的肝癌來說，肝癌和肺癌一樣是我國國民罹患癌症之首位，也是死亡率之首，我國國民罹患肝癌比例也比歐美諸國多上十幾倍，主要是因為國內盛行的 B 型肝炎，再加上生活習慣如飲酒，藥物和食品污染等多重因素所造成的。

肝癌的診斷，過去僅靠醫師觸診發現，常常已經到了末期，而今可以快速診斷，除了靠肝指數、超音波、電腦斷層、核磁共振和血管攝影以外，最後還是靠病理切片來判斷。由於肝癌生長快速，一般肝炎帶原者建議每年抽血檢查外，每半年

要做超音波檢查，以期早日發現微小肝腫瘤，再施行手術盡量切除，以免腫瘤擴大和轉移。

　　沒有任何檢查可以達到百分百的準確。所以要靠好幾種檢查方式搭配，以其敏感度和精確度之差異互補，減小誤差，提升檢查之準確度。

　　目前對於癌症之治療，還是以盡量手術為考量，將腫瘤整個切除（En bloc），除了手術治療外，也有人施行肝臟移植，肝動脈栓塞，酒精注射以及化學療法，然後要設法改善生活環境，改變生活習慣，避免壓力與毒素，才是治療癌症的根本大法。

　　其次，再以乳癌來看，我個人對乳癌非常敏感，乳癌死亡是我踏入醫界經手的第一個死亡病例，印象深刻！在此之前，我一直以為乳癌不怎麼樣，手術切除就好了，沒想到乳癌還真能致命而且難以捉摸，而且自從國人飲食習慣西化以來，更造成乳癌罹患率之快速增加，甚至有年輕化傾向，即使男性，也有罹患乳癌的可能，值得大家注意。

◇ 病例報告

　　六十二歲女性，五位子女的母親，民國 86 年發現乳癌，接受手術，術後傷口崩裂兩次，術後一年化療，掉髮與嘔吐，術後右手浮腫，數度蜂窩性組織炎，術後五年喪偶，至今十多年依舊健在。

回想起來，發病當年適逢三位孫子陸續出生，每天張羅著媳婦和女兒做月子，忙得不可開交，真的是太累了。受到全家大小的支持和鼓勵，她勇敢的接受手術治療，因為傷口實在太大而崩裂兩次，持續的發炎反應正好殺光殘餘的癌細胞。

她堅持到底，忍受化療帶來掉髮和嘔吐的折磨，讓癌細胞全無存活的機會，而後積極復健，每天與三五老友早起晨舞，泡溫泉，唱卡拉 OK，熬過痛苦的化療過程，突破五年乃至於十年的存活期，而今健康無礙，她終於打敗乳癌，回復健康。

癌症可能有家族史，所以家裡成員也應充分利用各種資訊來防治，須知百分之九十的乳癌是自己發現的，而且並非只有女性才有乳癌，男性乳癌更危險，預後比女性更差，五十歲以上婦女、家族罹患乳癌病史、乳房受到輻射線照射、初經較早或停經較晚者、超過三十歲生頭胎等婦女，是乳癌高危險群，高危險群應於三十五歲起定期檢查，一般婦女則於四十歲起做第一次乳房 X 光攝影，而後以超音波及 X 光攝影交替檢查，五十歲後篩檢則以乳房 X 光攝影為主，基於高危險群之考量，有人建議更年期後乾脆切除乳房以絕後患，似乎又太偏激了點。

◇ 抗癌教戰手冊

- 養生：好好過活，避免壓力
- 知識：充實知識，知己知彼

- 心理建設：坦然面對，勇敢應付
- 物質準備：人壽保險，節儉儲蓄
- 親情支持：從容應戰，全家動員
- 身心靈修煉，與癌共存

◇ 癌症與人生

其實，防癌根本大法，就在於回歸健康生活，我們過去的生活環境，生活習慣，很多時候違反了自然原則，充斥著壓力和污染，難怪會造成細胞突變與癌症發生。

我所敬佩的傳奇人物許達夫醫師，是我北醫學長，前長庚醫院神經外科主任，因在主治醫師大會與王永慶爭辯而遭解聘，後來轉戰奇美醫院，遭排擠離職，然後在嘉義聖馬爾定醫院，大力整頓通過醫院評鑑，但是直爽建言醫院浪費而遭解雇，轉台中中山醫院，而後到林新醫院。後來創立自然醫學診療中心。

想當年他當神經外科主任時，是如何的英姿煥發，雖然迭遭小人構陷，不改性格作風，理直而氣壯。怎奈五十歲出頭即罹患大腸癌，接受化療折磨而無效，於是痛改前非，回復自然飲食，有機生活，待人謙和真誠，勤練氣功，居然打敗癌症，恢復健康，從此更發大願，弘法度人，成立自然醫學中心推廣梅氏氣功養生，挽救癌症病患。

　　他主張，只要我們及早悔改覺悟，恢復規律生活，健康飲食，喝乾淨的水，練氣功，補充抗癌營養素比如維他命 B、C、D、葉酸、番茄、蒜頭、綠色蔬果等等，再加上定期健康檢查，每日服用阿斯匹靈，避免壓力，就能維持健康，防止癌症上身。

　　許多人都有抗癌經驗，許多人甚至體驗有奇蹟出現，豁然而癒，只是，奇蹟很少能複製，沒有科學依據，而我們對癌症的了解還很粗淺，治療結果往往不盡如人意，所以眾說紛紜，反而讓人無所適從。

　　個人主張，應該要先接受現代醫療，就如同國家衛生研究院之賴基銘教授所說，很多人抗癌成功之奇蹟，可以參考，但不一定可以完全效法，畢竟現代醫學比較有實證可以信賴，利用現代醫療科技按部就班治療告一段落，再重頭來改善生活習慣，採取所謂的整合療法來改善生活方式；而家人之支持則不可或缺，無論就精神和經濟方面都應有所幫助，更何況同樣生活在一個家庭環境裡，共有相似基因，家庭成員也很有可能罹患同一癌症，可以趁機體檢及早預防。病人就算生命到了最後，仍然可以採取安寧療護，與癌共存，減緩症狀減少痛苦，得以無憾西歸，生命是自己最寶貴的財產，病人要自覺健康之重要，掌握自己健康，決定自己的需要，取回自己對生命的掌控權，這才是真正的人生。

┌─ 參考資料 ─

1. 《除癌秘笈》，王玉麟，輻射安全促進會，2001。
2. 《佛克曼醫師的戰爭》，天下文化，2001。
3. 《兒癌痊癒不是夢》，林明燦，天下文化，2001。
4. 《細胞反叛》，周業仁譯，天下文化，2000。
5. 《希望戰勝病痛的故事》，廖月娟譯，天下文化，2005。
6. 《15 位醫師抗病記》，章蓓蕾譯，天下文化，2002。
7. 《神經外科的黑色喜劇》，吳程遠譯，天下文化，2000。
8. 《揭開老化之謎》，洪蘭譯，商周出版，1999。
9. 《感謝老天，我得了癌症》，許達夫，天下文化，2006。
10. 《如何對抗癌症》，李豐，健康文化，2006。
11. 《我賺了 30 年》，李豐，玉山社，2002。
12. 《當親人罹患癌症該怎麼辦？》，張秀慧譯，原水文化，2007。

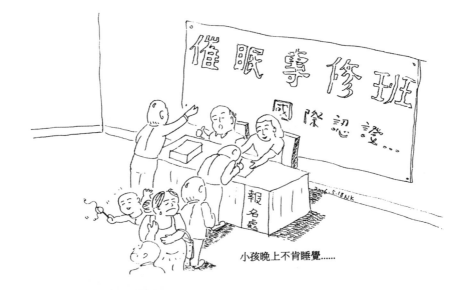

小孩晚上不肯睡覺……

附錄：面對癌症

　　想一想，如果你真的罹患癌症，該怎麼辦？

　　這件事並非不可能，癌症是我們現在十大死因排行榜之首，而以老年人居多，隨著年齡增長，活得越久越有可能罹患癌症，人瑞沒有幾個，癌症可說很難避免，真正遇到了，也只有硬著頭皮去面對，只是往往很難接受。

　　很多時候，很多場合是說得比唱得好聽，課堂上防癌治癌說得頭頭是道，只是事不關己，真的面對切身的癌症時，很少人不會先情緒失控痛哭一場，人生這樣就了結，多不甘心！

　　癌症治好是奇蹟，治不好是天意，那麼醫生是幹什麼用的？市面上很多人出書談癌症，治療癌症，還有人現身說法，有人身上出現奇蹟，癌症居然治好了，還有人拍成電影，癌症不藥而癒，或是經過什麼努力而消失無蹤，讓專家跌破眼鏡，進而吸引一堆不再相信專家的群眾呼應，引發一陣熱潮。

　　這些罹患癌症遇見奇蹟的人，並非都是信口雌黃者，有些是我的醫界前輩，有些甚至我也認識相熟，他們的人格信賴度沒有問題，我也相信他們真的體驗了奇蹟，只是，這種奇蹟，能不能重現？更重要的是這種奇蹟能不能發生在我的身上，沒遇到，我不敢說，但奇蹟如果一直重現，就不稀奇了，我只能祈求但願可行。

就好像朋友很幸運的，在 13 號星期五那天中了樂透，開著保時捷來看我，要我相信 13 號星期五真的有效，這種奇蹟，能不能重現？能不能發生在我的身上，我試過但不成，所以我很難接受這種奇蹟。理想與現實脫節，宗教和醫學違逆，到底如何取捨？

　　朋友們，你信教嗎？你相信真神存在嗎？你需要主耶穌現身顯神蹟才入信嗎？你需要看到其他異教徒都死得很慘才相信宇宙唯一的真主可以救贖嗎？你又何必這樣為難那些傳教的，信者恆信，不信者恆不信，需要顯現神蹟才入信者原本不虔誠，偉大的宗教自然也不差這麼個頑固的信徒吧！

　　人有個信仰是很好的，很多時後也很有用處，升官、發財、移民、找對象都用得著，但是信仰不等同於宗教，所以，宗教雖然也不錯，很多時候也蠻有用，只是不一定每個人都適合，都能接受，所以，不必強求。

　　面對生死攸關的癌症時，還是現實點，畢竟人生只有一次。找個比較可靠的醫師，採用比較可靠的方法，有同儕認證的論文研究結果，步步為營來面對癌症，應該比等待奇蹟較可靠，如果連這樣都不能以身免，再來求主垂憐，降下奇蹟，蒙主寵召，相信只要心誠則靈，永遠都來得及。

　　所以我對於癌症治療之建議，整理結論如下：

1. 要有治癒的決心和自信。
2. 需要家庭和朋友的支持和鼓勵。
3. 正常醫療管道。

4. 堅持醫療過程亦即標準療程到底的決心和毅力。

5. 財力包括存款和保險以補健保之不足，他人的捐獻很難期待。

6. 盡人事知天命，一切盡其在我，然後從容面對結果。

7. 救命仙丹可以參考，不能太貴！神仙慈悲，天賜仙丹不可以太貴！否則就是騙子。

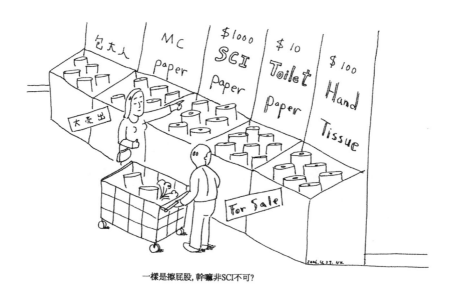

一樣是擦屁股, 幹嘛非SCI不可?

愛拼才會贏？只怕過勞死

◇ 男人真命苦

　　英業達電腦副董事長溫世仁生前曾自云，對家的定義是——兩個皮箱，幾個親人，他終年在外奔波四海為家，每年住旅館三百天，一百多張登機證，只喝健怡可樂，他曾經是多少有志青年的偶像，電子新貴、多才多藝、高瞻遠矚，只是積勞成疾，因中風猝死，享年僅五十五歲（1948-2003）。

　　民國 95 年，中科院也有七、八名科技研發人員，由於專注工作，不幸在實驗室猝逝，為照顧研發人員健康，院方特別要求院內所屬的石園醫院，比照將官級健檢，全面對員工實施健檢，照顧員工身體健康。另外於 2001 年，清大交大兩位才四十出頭的教授，也先後突發心肌梗塞猝死，讓社會大眾震驚不已，大家開始反省，過去我們的教育體系、我們的長輩所鼓勵所標榜的社會價值「愛拼才會贏」，是否也有所謂過猶不及，值得檢討之處？

　　在我們醫療同業中，猝死者也不在少數，同窗開業於台北縣，有天竟然猝死於診間，遺留一家老小，據家屬陳述，他死亡的診間，抽屜裏有兩個電話號碼，一個是心臟科醫師，另外一個是證券公司職員。為了家庭打拼，解決貸款壓力，他全力以赴，一手賺錢，一手投資，留有心臟科醫師的諮詢電話，顯

然他也自知有心臟病的隱疾，在努力與健康間卻難以取得平衡，身不由己，這其實也是絕大多數中年男子的生涯寫照，所以說，男人真命苦啊！

◇ 過勞死定義

醫學界對過勞死的成因，是界定在極度的心理及生理的壓力負荷下，脆弱的人體器官，全面崩潰而急速致死的現象，正式名稱為「職業引起急性循環系統疾病」，由於工作時間過長、勞動強度加重、心理壓力過大，導致筋疲力盡，甚至引發身體宿疾惡化，危害健康，或甚至導致死亡的過程。

實際上，過勞死的認定並不容易，這也是為什麼當初在日本提出這種名稱時，需要耗時經年與企業業主打官司。2002年在日本被認定為「過勞死」，且符合工人災害補償保險的人數達到了一百六十人，而前一年僅有五十八人，另外據統計在美國每年有二十五～四十五萬人猝死，讓人看了不寒而慄。

依勞委會統計，台灣地區近十年來，有六千餘名勞工在工作中喪生，四萬三千餘人造成終身殘廢，傷病人數更達廿四萬五千餘人，台灣勞工工時每週平均為四十三小時，僅次於香港和印度，世界排名第三。由於工時過長帶來慢性疲勞，引發疾病，甚至猝死，死因多為心臟病，包括心室頻脈（VT）或是心室顫動（VF），不限職務階層、不分男女，都有可能發生，

其中大部分是負擔家計的中年人，其所造成之社會與家庭之損
失，難以估計與量化。

「過勞死」在「量」的考量為：「超出尋常工作的特殊壓
力」的存在，包括：死亡之前二十四小時仍繼續不斷工作、死
亡前一星期每天工作超過十六小時以上、發病當日往前推算一
個月，其加班時間超過一百小時、發病日往前推二至六月，每
月加班累計超過八十小時者。其實對於醫師而言，尤其是基層
醫師在臨床訓練期間，很少人能避免如此操勞，對有些特殊科
別如急診或外科，每週工時大多超過五十小時，非常辛勞。

工作滿檔，如果再加上以下因素，則發生過勞死的可能性
就大為增加，比如：

1. 原有慢性宿疾：高血壓、動脈硬化（冠狀動脈、腦動脈硬
   化）、糖尿病、高脂血症（高膽固醇血症）、高尿酸血症、
   腦動脈瘤、心臟肥大、心臟瓣膜疾病等。

2. 體質和遺傳：肥胖是動脈硬化的促進因子，對過勞死的
   發生有相當的影響力，而高血壓、高脂血症則可能具有
   高遺傳性。

3. 飲食習慣：攝取高鹽分和高脂肪飲食習慣會促進動脈硬
   化，成為冠狀動脈心臟疾病發生的原因。

4. 氣溫：寒冷、溫度的急遽變化等，亦是心血管疾病發生的
   危險促進因子。

5. 菸酒：老菸槍（每天約二十支以上）的心肌梗塞發生的危
   險是沒有吸菸的人的三倍。雖有研究發現適量飲酒能夠降

低心臟血管疾病的發生，但是長期酗酒與高血壓及動脈硬化的關係亦被認定。

6. 藥物作用：如服用避孕丸可能較易發生心血管系統的併發症。併用威而剛和舌下含片也有造成猝死的可能。

◇ **過勞死的工作**

最近洛桑管理學院公布全球最具競爭力國家的報告，台灣勞動力人口每年工作時數高達 2,282 小時，是工作時數最長的國家，然而過勞耗竭者激增、心臟疾病患者眾多、離婚率快速上升、人際關係緊張、親子關係疏離等等問題也隨之而來。

有關「過勞死」的工作型態，有以下幾個特點：

1. 工時長：平均工作一週超過六十小時或者整天工作者，據某些研究發現，工時過長者，爆發腦血管、心血管病變的機率，比一般人高出 5～20%。

2. 壓力：「壓力」可以造成人體自主神經系統的異常，免疫功能失調，因而導致血壓升高、心跳加快、心臟耗氧量增加，造成心臟血管疾病的發生。

3. 休閒不足：西方人比較會將工作和生活切割開來，工時不長，工作之餘也很重視休閒生活，因此較少出現工作過度而猝死的現象。由於東方人的生活步調緊湊，精神壓力大，不懂得調配生活與休閒，忽略自己大腦所發出的疲累

警訊，日子久了，身體各器官也會出現抗議的聲音，自然
自然身體的免疫力也下降，容易導致過勞死的發生。

◈ 過勞死危險群

至於哪些人是過勞死的高危險群呢？
1. 超時間的工作者。
2. 夜班多，工作時間不規則。
3. 長時間睡眠不足者
4. 自我期許高，並且容易緊張者。
5. 幾乎沒有休閒活動者。

由此看來，醫療工作者，尤其是急診和外科系醫護人員，
恐怕才是過勞死最容易發生的族群。至於過勞死之直接死因，
則為腦血管病變，包括腦出血和腦梗塞，其次為心臟病變，包
括心肌梗塞和心臟衰竭，隨著年紀之增長，心血管疾病也隨之
而來，如何保養身體，定期休養和體檢，定時運動和服藥，這
是中年人不容忽視的日常例行作業。

雖然名詞上說「猝死」，但是根據研究，在 75% 死亡前仍
有其徵兆，比如：

心絞痛，22%

呼吸急促，15%

噁心想吐，7%

眩暈，6%

其他，6%

因此，當突然出現這些徵兆時，特別是一反常態或頻率增加時，就是可能猝死的警訊，不可漠視，必須採取積極應對之策，求助於神經科或心臟科醫師，接受檢查、休息、調整作息。以免後悔莫及。

◈ 重新定義工作的意義

有誰比自己更了解自己的身體呢？所以猝死的發生，應該歸結為自己太漠視自己身體的警訊所致，有鑒於大多數猝死來自於心肌梗塞併發之心律不整，很多醫師建議在機場、飛機上、賭場、運動場和車站設置自動心律電擊器，並且推廣心肺按摩，以爭取搶救心跳的時間。有論文證明，即使不做口對口人工呼吸，僅以心肺按摩術和自動心律電擊器，就可以有效地增進心肌梗塞病人之存活率。

台積電董事長張忠謀先生曾說，針對「M 型社會」的來臨，讓少數人財富收入很高，新貧族暴增，造成中產階級減少，限制經濟成長，反而會導致社會不安定。在這部分，企業可扮演很大的力量，企業如何把 M 型社會消除，最好的做法，就是不再只是提供「一個工作（a job）」，而是要提供「一個好的工作（a good job）」，但實際上談何容易？

在繁忙的工業化社會中，每天加班與過度疲勞似乎是無法避免的現象，尤其是中高階主管、警察與醫護人員，皆是過勞死的高危險群，為了前途打拚之餘，也別忘了傾聽身體的聲音，疲勞、頭痛、身體不適時還是得注意調適，充分休息、做簡單的運動、聽音樂、品茗，都可適度的安撫心靈，解除壓力。

　　更何況正值今日終身雇用已經成為神話，經濟不景氣時代來臨，處處縮編裁員，人人自危，人與人間之信任蕩然無存，拼死工作其實已經無意義，混口飯吃，讓家人生活無憂才是基本要務。撙節開支，量入為出，持盈保泰，步步為營，留得青山在，才不怕沒柴燒。

◈ 自覺、自省與自保

　　人類似乎有個本能會發覺自己身體之異狀，比如很多人來看外科是因為背後感覺有異物，原來是個皮下脂肪作祟；看牙醫的病人除了牙痛以外，很多人是自己發現牙齒破了個洞……除非自己刻意忽視，否則身體之異狀應該不難發現，不一定非得靠昂貴的機器來檢查，時下那些貴族健檢太過精密，常有偽陽性發現，有時反而給病人帶來疑神疑鬼的恐慌困擾而已。

　　為了防治過勞死，應由自身節制作起，也就是從生活習慣來改善，戒煙、減壓、減肥、節制飲酒，而工作就要有健保和安全教育及體檢，這是必須和雇主約法三章之處，改變工作以

致富的念頭，為了工作犧牲生活甚至犧牲健康實屬不智，要由樂活觀念來徹底改正我們的人生觀，才能避免因工作過勞而猝死之不幸，其他比如養生食品，增進自我免疫力，心肺按摩急救常識訓練，坊間此類書籍汗牛充棟，見仁見智，其實多少都是可以努力的方向。

　　我們年輕的時候奮發向上，夙夜匪懈，希望在學業和事業上有所成就，隨著年歲增長，「日月逝於上，體貌衰於下。」必須改弦更張，改變工作的內容和提升效率，不可一味硬拼，暴虎馮河。若是職場環境無法改善，為了身體健康，寧可轉換跑道，有賴生活教育與第二專長的培養，才能啟發對職場環境的認知和擁有轉換跑道的本錢，這是人生職場生涯規劃的理想做法。若是低階勞動階級，或是有身不由己的苦衷，必須鞠躬盡瘁，死而後已，也得預留後路。

　　萬一不幸猝死，也可以讓家人收集過勞死的證據申告索賠，和企業怪獸打官司原本勝算不高，但隨著過勞死案件增加，民氣可用，遺族大多也可以獲得社會救助與理賠。

┌─ 參考資料

1. 《中國經濟的未來》，溫世仁，天下遠見，2003。
2. 《究竟真實》，傅佩榮，天下遠見，2006。
3. 《心臟病第一課》，于澄，培根文化，2002。
4. 《古典樂天才班》，楊久穎譯，大塊文化，1999。
5. 《預防過勞死的 32 個事典》，周月明，華立文化，2007。
6. 《愛工作更愛人生》，張慧倩譯，1999。
7. 《壓力人生》，李明濱，健康文化，2005。
8. 《工作承諾與背叛》，簡淑雯譯，天下遠見，2002。
9. 《誰搬走了我的乳酪》，游羽蓁譯，奧林文化，1999。
10. 《誰偷走我們的工作》，李誠，天下文化，2003。
11. 《職場不敗》，湯瑪斯・史瓦屈，麥格羅希爾，2003。
12. 《一萬一千伏特的火花》，林宥辰，國際口足畫藝，2007。
13. 《醫療關懷》，湯美霞等，啟英文化，2000。
14. 《心電圖必備》，呂嘉陞，合記，2007。
15. 《Sport medicine》，Domhnall MacAuley，BMJ，2002。
16. 《Sudden cardiac death proceded by warning signs》，Michael Oriordan，Medscape Medical News，2006。

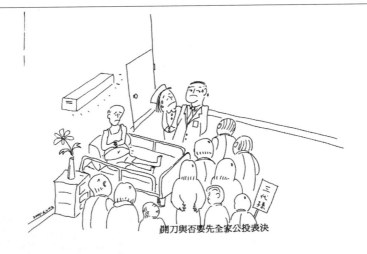

開刀與否要先全家公投表決

附錄：醫療人員的壓力與紓解

　　醫療界的工作壓力，超乎一般人可以想像，而表現出來的現象是，情緒失控、憂鬱症、倦怠、離職和高自殺率，進而影響到自我生活，家庭和樂和醫療品質，必須事先及早發覺，防範和處理。

　　醫療人員的壓力源來自於：

1. 工作環境
2. 工作性質
3. 人際關係
4. 制度層面
5. 角色期待

　　現今醫療環境極不友善，除了醫病關係緊張外，醫師之間鬥爭激烈，而醫院唯利是圖，壓榨醫護人員，可謂窮凶惡極，即使表面包裝精美的各大宗教醫院，其內部大多腐敗而刻薄，不深入其間目睹，很難想像，醫師必須學習明哲保身，與其等待環境改善，不如自我調適，低調保守，比較實際。

　　對於醫界同仁之建議如下：

1. 建立良性溝通和支持系統，要有朋友和老師。
2. 自我報酬，對自己好一點。
3. 擁有自我時間。
4. 發展更多第二專長，終身學習。
5. 接納自己的缺點，不要做超人。

6. 真誠面對自己。

7. 宗教信仰或反省能力。

8. 淡泊名利的人生觀。

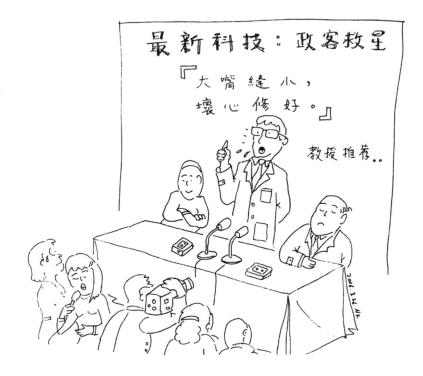

精神病對家庭的影響

◈ 緣起

原本這堂課我是邀請精神科主任來講的，很不幸的在醫院內人事鬥爭中被迫離職，這件事說來讓人心寒，滿嘴仁義道德的宗教醫院很蠻橫的排除異己，趕走了很多科主任，連精神科也不放過，看到精神科主任離職前夕的落寞表情，我不知要給他精神慰藉，還是為我自己悲哀，因為他答應上的課程，變成是我的負擔，除了我得披掛上陣來談「精神病對家庭影響」，我還得回過頭來好言安慰精神科主任，精神科醫師竟然要接受哀傷輔導，這真是情何以堪？

對人的尊重真是應該從小培養，有尊重才會自重，有自重才會仁愛，這一點真是我們台灣教育最欠缺的一環，甚至連號稱慈悲為懷的宗教醫院都不知尊重為何物、藐視專業，威權管理，真可悲。難怪現在社會有很多暴戾的行為，基本上，這些人小時候不曾被人尊重過，所以長大後也學不會尊重別人，適度的尊重是文明的表現，若是我們能在幼兒教育就開始學習尊重，在日常生活上多尊重一點學生，罵人時顧到一些學生的顏面，或許現在青少年的問題不會這麼嚴重，即使辭退雇員時心平氣和，好聚好散，可以減少一些社會之暴戾之氣。

◈ 定義

　　精神病的診斷是根據 DSM-IV（Diagnostic and Statistical Manual of Mental Disorder），在精神科學上可說是劃時代的進步，現在逐漸取得共識，在診斷和統計上有很大的進展，隨著時代進步和文明發展，在觀念上而有很多改變，就如同原本稱為精神科，而今也改成身心醫學科，希望能避免一般社會大眾之歧視和排斥。在過去諱疾忌醫下，被當成瘋子、狂癲、傻瓜、魔鬼附身……等等的精神病，說起來其實不過就是疾病的一種，過與不及都是病，如同感冒、肝炎、心臟病、高血壓或外傷一樣，也需要醫師來診斷，需要治療。

　　精神病患的種類包括有精神分裂、躁鬱症、自閉症、老年痴呆症等等，大致可區分精神病和精神官能症，一般而言，若自己不知道自己有疾病無病識感，多半是被強制就醫者為精神病；自己知道有病而願意自行就醫者為精神官能症。

◈ 流行病學

　　某位北醫精神科主任曾說，如果這個世界沒有精神病患者，世界將會變得很無聊，因為很多精神病患是具有創作力的天才，常有空前絕後的創舉。然而創造力之產生，必須符合幾個條件，要有相當天賦、訓練、材料、創作自由和夠長的時間與體力，嚴重疾病、貧窮和禁梏，都不利於創作，而是白白折損了天才。

　　全世界智能不足者約一億兩千萬人，憂鬱症一億人，各種精神病四千萬人，精神官能症占人口 5%，而老年人 20% 有失智症，精神分裂占台灣人口 0.3%，廣義上其他如抽煙、酒癮、藥癮以及暴行包括家暴、飆車、反社會行為等等也算是精神疾病，由此可知精神病有多普遍了。

◈ 精神病人對世界之貢獻

　　其實精神病患對人類社會也有貢獻，但是卻苦了家人和自己，比如梵谷、牛頓和貝多芬，個性陰鬱難以相處，都不適合成立家庭，但是人類社會卻因這些藝術家的創造力而受到感動和啟發，這就是藝術家對人類之偉大貢獻。想想，若是梵谷知道他的畫作在今天如此值錢，或是賣掉後能夠改善生活，得到當代人的崇敬，像畢卡索那樣，甚至粉絲成羣，可能會捨不得自殺了吧！

　　精神分裂症患者常有幻聽、偏執、退縮封閉、疑心別人看穿自己，怪異信念、情感麻痺，其盛行率約 1%，和基因遺傳有關，同卵雙胞胎 50% 發生，這種疾病原本不利於繁殖，但是何以仍存在於人類史上，未被天擇淘汰？可能是因為發病比較晚，很多患者是結婚生子後才發作，所以早已將此病遺傳給下一代。從另一個角度來看，精神分裂可能和創造力有關，這點有助於人類進化，也許哪一天地球環境突然改變，這些社會的「怪咖」，可能才是最適合生存的品種也說不定，正如同鐮刀形

貧血症可以對抗瘧疾一樣，身處於非洲那樣瘧疾流行之處，鐮刀型貧血患者反而可以存活，體質是好是壞真的很難論定。

　　數學家小約翰福布斯納什是普林斯頓大學的著名教授，諾貝爾經濟學獎得主，他在博弈理論方面的重大發現，甚至改變了我們的日常生活，成為世界經濟之理論基礎。可是他的一生為精神分裂症所困，曾經有一段時間他居然相信蘇聯人在《紐約時報》的頭版上給他發「密碼信息」，也有一次竟然因為在男洗手間暴露了私處被逮捕，而且搞外遇，跟某個女人也有了私生子，私生活方面可說是一塌糊塗。

　　在歷經苦痛的人生，納什與他的精神分裂症進行著頑強的抗爭，最終在家人和朋友的幫助下，理性為他帶來了心靈的和平，甚至大學校園也容許他每天閒逛，圖書館任君使用，要是在台灣早就被打得半死，丟進鐵籠牢房。他終於學有所成，取得諾貝爾獎的殊榮。這樣的例子對我國來說可能有如神話，主要在於國人對於精神病患者之歧視，而處處排擠使然。如何創造一個「美麗境界」，讓天才和瘋子都能有機會人盡其才，的確是一個文明社會的進步指標。

◇　精神官能症

　　焦慮症是指緊張和不安過頭的狀態，廣泛性焦慮症則是面對某一情境時，發生肌肉張力升高、顫抖、頭痛以及擔心、害

怕、注意力不集中甚至冒汗、心悸、呼吸困難、胃痛、腹瀉、失眠等症狀。

◈ 過度換氣症候群

在急診常見到年輕女性，因情緒激動而產生呼吸困難、頭暈及四肢麻痺現象，其病因為吸入過多氧氣使腦血管收縮所致，治療方法為拿塑膠袋套住口鼻呼吸和使用鎮定劑。附帶一提的案例是一位女性病患三十歲，因「過度換氣症候群」就醫，治療過程中，因不滿醫師對男朋友解釋病情，唯恐男友得知她的精神疾病而離棄，憤而三番兩次來電向院方抗議，要醫師給個交代，這種偏執行為，顯見其精神狀態之嚴重。

有個特殊病例也給我們帶來警惕，一位四十歲警官開會時突然全身痙攣，送來急診時呼吸急促，但是神志清楚，被當成是「過度換氣症候群」來處理，志工菩薩見獵心喜即接手撫慰，把醫護人員摒除在外，又是祈福又是安慰，忙得不亦樂乎。留置觀察時發現右側無力，後來接手的急診醫師開立腦部電腦斷層才發現蜘蛛膜下出血，頓時讓院方高層感到顏面無光，院方高層不檢討志工多事，反而埋怨急診醫師處置不周，顯露出管理之跋扈低能。

這件事的教訓是：判斷身心症前，必須排除其他器質性疾病，以免誤診，醫護人員之專業必須受到尊重，否則乾脆關掉

醫院,改成修道院算了。而現實上,官僚是只問結果不管過程的,病患也是,醫護人員必須謹記在心。

怕老婆是不是精神病呢?還是歸結到過與不及的問題,「懼曠症」則是曾有一次嚴重的心臟病、呼吸困難或瀕死經驗後,在擁擠、密閉或陌生地方,害怕再度發病而產生嚴重焦慮不安。「社交畏懼症」是指某些科技新貴,甚至每天埋首工作的醫生,在社交上發生之障礙。有位公司總經理,毫無預警下被裁員,竟然有十年不敢出門,可見心理傷害之深,照見人情冷暖,世態炎涼。至於「單一畏懼症」,是指包括對蟑螂、蛇、老闆甚至老婆等特定對象之畏懼。

◇ 恐慌症

沒有任何理由而慌張,產生焦慮症狀,叫做「恐慌症」,是心臟科的常客,任憑抽血檢查,心電圖和各種檢查都找不到其胸悶的原因。我們有個病例是二十歲女性大學生,與家人相約於捷運站,苦候未至而抓狂,在月台上狂奔,被警方強制送醫,給予鎮定劑,照會精神科,診斷為恐慌症。隨後趕到之家屬極為不滿,要求更改診斷或毀棄病歷,未果,賴在急診不走,病患和家屬堅持不離院,僵持一週之久,後來才突然離院失蹤,莫知所終。可見精神病患和家屬對精神病之偏頗態度以及家族遺傳之關聯性。

　　以另一個角度來看，在原始蠻荒時代，草食動物若無警覺焦慮，一下子就被獵殺淘汰出局，因此適度的焦慮可以救命，但是過度焦慮則造成困擾，同樣地，毫無焦慮也會造成危險，比如說面臨考試，及早準備可以從容應付，太過緊張則錯誤連連，毫不在乎者往往被當掉，焦慮症和遺傳有關，緊張大師往往也有個緊張兮兮的兒女。

◇　慮病症

　　「心身症」的定義為心理因素導致生理疾病，包括「身體化症」，乃因心理因素導致多重生理不適，其特徵是多重抱怨，多種系統同時有不適，常逛醫院；此外「轉化症」為歇斯底里的行為，而「慮病症」則是堅信自己有某種疾病而未診斷出來，故到處尋訪名醫，很像現今健保病患的就醫行為。

　　有位四十五歲男性，原是高科技產業主管，擁有上億身價，年度體檢時尿液報告發現有些微紅血球，擔心癌症而四處就醫，遍訪名醫，接受各式各樣的檢查，包括電腦斷層甚至前列腺切片鏡檢，卻找不到病因，焦慮到無法工作，以致提前退休，全心養病，十年後依然健在，並未因癌症死亡，但是尿液仍然有些微紅血球，仍然耿耿於懷，惶惶然不可終日，是為典型慮病症患者。

◇ 憂鬱症

　　憂鬱症是 21 世紀三大疾病（癌症、愛滋病和憂鬱症）之一，病患缺乏動能和動機，不吃、不喝、不工作、不睡、不性愛、不玩、不社交，情緒低落，常有自殺意念。若躁症及憂鬱症交替出現，又叫「雙極性情感障礙」，躁症是情緒亢奮、多話、不睡、多計劃但空泛、亂花錢、慷慨、受到質疑而依然信心十足，很多領導人、「偉人」或公司老闆可能都是躁症患者，所以有人開玩笑說，能力強者變成成功人士，資質不佳或是運氣不好的躁症患者則送進精神病院。

　　如何照顧憂鬱症病人：

1. 每日一定要規律服藥：藥物交由家人保管，定時服用為佳。應考慮服用抗憂鬱劑至少半年，此可由醫師評估後續的病情改善程度再做決定。
2. 好的認知有如心靈雞湯：請當事人盡可能在生活的事上往好的地方想，多想想美好的事物，正面的想法對於身心靈的健康有好處。正面想法多一點，負面的想法就飄走了。
3. 活在當下，只需把今天平順的過完，不需想太多以後的事。
4. 憂鬱症就像心情的重感冒或肺炎，正面的想法、充分的身心休息及治療是最佳的良藥。
5. 每天作息要正常，可以規劃自己的功課表。例如看報紙二十分鐘，散步半小時，功課表完成後，好好的犒賞自己。

6. 浮現自我傷害的想法是警告黃燈，不要隱藏，一定要告訴家人，若是不斷浮現輕生想法，或已有雛形的計劃或行動時，一定要告訴家人，儘快看精神科醫師，做更積極的治療處理。

7. 包容與安慰是家人對於病友最大的支持，正如同感冒或肺炎，一定需要家人的照顧與支持，包括身體和心理方面。

8. 家人應注意不尋常的輕生徵兆，如交代家人未辦之事，或是將自己的寵物贈送別人。在病患心情有重大轉折時，要特別注意，臨床經驗顯示，在此時病患自殺的可能性會升高。特別是病患表示心情有明顯轉好，有如釋重擔之感，或是食慾、胃口恢復之時，都反而是可能自傷的前兆，此時須安排家人或朋友陪伴，特別注意其人身安全。一旦出現自我傷害的想法時，應儘快求診。

9. 出現輕生意念，在憂鬱症的病程中是需特別注意的危險期，當事人特別脆弱，很容易衝動，最好先就醫安排入院治療。

10.遠離酒精和毒品，以及刺激性成癮食物，免得沉溺其中不能自拔，反而衍生更多問題。

　　預防憂鬱症，一般而言，除了西醫治療之外，憂鬱症的治療可從人生哲學、精神健康、身體保健等全方位來處理。我們自身可分析憂鬱的成因來源與症狀，以各式各樣的調適方法包括飲食、運動、睡眠、娛樂與各種放鬆、靜坐、呼吸、冥想、

氣功、瑜伽、催眠、按摩、芳香療法等方式來因應。在國外已
經有科學研究報告指出，薰衣草精油等芳香療法，可以取代某
些鎮定劑的效果，而國內也有醫院利用芳香療法，進行憂鬱症
患者之團體治療，配合藥物，成效良好。

　　在觀念上，憂鬱症影響家庭和社會文化，必須及早治療，
其治療確實有效，不只藥物，心理支援一樣有效，而家庭支持
可以克服憂鬱症，及早治療，才能避免悲劇和傷害。

◈ 其他

　　有關「癲癇症」是否屬於精神病，很有爭議，應該屬於神
經內科的範疇，很多歷史人物，如拜倫、狄更斯、柴可夫斯基
等等都有癲癇症，並不妨其創作天份，此病來自於腦部細胞間
不正常聯繫，可以藥物控制，然而需長期服藥，建立穩定血液
藥物濃度，才能有效抑制癲癇發作，常見病患擅自停藥，或是
另謀仙丹，反而壞事。癲癇症當然會影響家庭生活，可能也會
遺傳，有人因此不敢結婚，也會影響求職與工作表現，造成家
庭和經濟生活之困境。

　　據世界衛生組織警告，人與社會之間的疏離感，導致自殺
成為全球主要死因之一，世衛組織呼籲各國，應透過提高自殺
危險群的關懷和社會連結感等作法，防止自殺悲劇的發生，自
殺佔全球死亡率的 1.4%，2001 年，全球共有八十一萬人因自

殺而死，比被謀殺的五十萬人和戰死的二十三萬人加起來還多，自殺防治工作應該更積極介入，不能只設一支自殺防治專線而已，主動出擊，熱心關懷，投入更多人力和心力，才能有效的防止自殺潮之發生。

◈ 美麗境界

　　天才與瘋子原本一線之隔，過與不及都非正常，我們應該認知，精神病也是疾病的一種，它的症狀和感冒時有咳嗽、流鼻水的症狀一樣，只要有好的環境，可以讓精神病患也能發揮長處，而阻絕不良基因，則需慎選配偶，小心家族遺傳，晚婚可能是比較保險的做法，若真是遇到精神病患家庭，木已成舟，需學習減少傷害、善解、包容、忍耐，才有可能創造安全與健康之家庭生活。

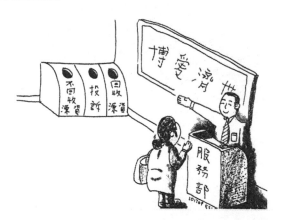

─── 參考資料 ───

1. 《走過帕金森幽谷》，李良修，天下文化，1999。
2. 《生病、生病，為什麼？》，廖月娟譯，天下文化，2001。
3. 《悲傷輔導與悲傷治療》，李開敏等譯，心理出版社，1995。
4. 《憂鬱的理性翻身》，張嘉莉譯，高寶國際，1999。
5. 《中老年的保健》，編輯部，健康，1994。
6. 《用心聆聽》，黃達夫，天下文化，1997。
7. 《自然與人生》，周平譯，小知堂文化，2002。
8. 《老子的智慧》，任法融，地球出版社，1994。
9. 《躁鬱天才》，李淑珺譯，張老師文化，2005。
10. 《我愛身份地位》，艾倫・狄波頓，先覺出版，2005。
11. 《走進躁鬱世界》，蘇東平等，原水文化，2008。

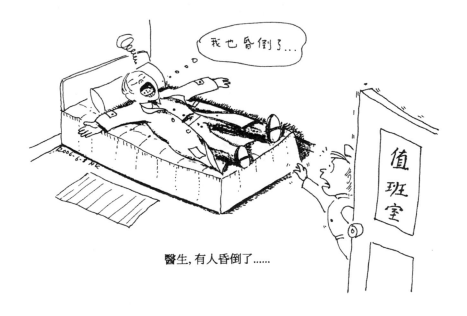

醫生,有人昏倒了……

社區醫學的規劃

制度導引行為，不良的制度導引不良之行為，現今健保制度偏差很多，導引民眾不正常的就醫行為，也驅使醫院各顯神通，而常有訛詐健保之惡行。

921 地震與 SARS 風暴，對整個社會帶來莫大的衝擊，也曝露出我國醫療體系之缺失，盲目搶蓋醫學中心，擁擠密閉的醫院空間正好助長感染之傳播，天災人禍之救災拯溺其實需要在地自救而非僅轉送或外援，一味的追求醫學中心、先端儀器和論文研究，其實無益於最基本的醫療需求，無助於國計民生，這些也突顯出社區醫學發展的迫切性與必要性。

◇ 定義

「社區」一詞來自於拉丁文，意指共同生活在一個地區，有共同理念和生活習慣的一群人們；它的特徵有四點：

1. 一定地區
2. 相當人口
3. 共同生活關係

4. 共同理念文化

　　社區醫學著重於社區在地照護、基層醫療、當地流行病研究、長期而連續性之照護，依賴地方人士以及親朋好友互相幫忙，所以和醫學中心的理念有所區隔，是目前全民健保積極推動的方向，咸以為可以將醫療之重點由醫院轉移到社區，改善大醫院一床難求、畸形發展之現象。

　　大醫院之屬性，在於臨床訓練、教育和研究，以高效率處置因應健保給付限制，並非慢性療養機構，亦非聯合門診，而今在健保規範下，大醫院一床難求，社區醫院卻門可羅雀，據分析其實並非總床數不夠，而是病患未能分配到其適性的醫院。

　　案例：兩夫妻被鄰居毆傷，全身瘀青，多處紅腫，因畏懼報復，不敢回家，要求住院不果，待在醫學中心急診留觀，僵持四天，仍無法住院，含恨離院。其實若真想住院，轉診到附近社區醫院即可，而大醫院未能妥善溝通又捨不得病人離開（貪圖小利），以至造成醫病雙方欲求不滿之困擾。

◇ 以社區醫院為中心的社區醫療規劃

　　以地區醫院為中心，聯合附近診所，形成一個理想的社區醫療群，成為社區醫療之典範。可是，面對健保之嚴重虧損，前途岌岌可危，地區醫院紛紛解散，讓人唏噓不已，也讓一般民眾瞠目結舌，始知原來醫院也是會倒閉的。

其實，台北市規劃之市立醫院分布於各區，聯合各地衛生所，這正是社區醫療群之雛型，只可惜後來醫療型態和就醫習慣改變，造成衛生所式微，而市立醫院受制於官僚盤據而管理不善，人才流失，虧損與醫療糾紛連連，反而成為市政管理之累贅。

最近市醫可說流年不利，接二連三地出事，醜聞常常登上媒體頭條，固然是因邱姓小妹人球案後眾所矚目，但是也絕非無中生有，管理不善帶來種種問題，打針失誤、打人案、藥品回扣案、醫療糾紛案等等，其實已經到了病入膏肓的程度。

市立醫院原本設立於各區，擁有社區醫院之最佳條件，但是成立聯合醫院後，在健保制度下，卻硬要追求成為醫學中心，終因種種軟硬體不足等因素而半途作廢，其實只是主事者好大喜功，不切實際的妄想，市醫的優勢在於便宜、便利和親和力，身處首善地區之台北，市民更在意的是醫療品質，是否擁有醫學中心門面根本不重要。而今醫病關係惡劣，病患流失，醫護人員心灰意懶、而藥價與健保費用節節升高，優勢盡失，十分可惜。

◈ 家庭醫師是社區醫療之主角

家庭醫師為社區健康之守護神，以社區醫院為中心，組成社區醫療網，除了自家診所業務外，還要走出診間，肩負診療、諮詢、教育和服務之角色，為了充分利用社區醫院資源和熟習其業務，每週固定時間在社區醫院看診。社區診所醫師為社區

居民健康第一線守護神，又在附近社區醫院開診，維繫良好轉院關係，有重大疾病或需開刀者轉診至社區醫院，可說是社區醫療發展最好的模式。進一步，可以因應老化社會之安排，規劃建立社區在地安養、老人送餐、社區託老與復健，省得老人家長途跋涉往返醫學中心之苦。

　　家庭醫師概念最早起源於英國，之後在澳洲、德國、加拿大各國陸續實施，根據澳洲對家庭醫師之定義，為提供第一線、連續性以及完整性的醫療照護給個人、家庭和社區的醫師，可說是社區居民健康之守護神。

　　由於健保給付偏惠醫學中心，造成小醫院和診所倒閉連連，反而迫使病人往返都會大醫院就醫，造成大醫院一床難求而小醫院門可羅雀之怪現象。政治造成的問題必須由政治力量解決，應由政府出錢支持社區醫院經營，提高醫師下鄉之意願，以維持社區醫療品質，才能逐步改善目前醫療之窘況。

　　案例：八十歲老人家最近胃口不好送至醫學中心，要求住院檢查，留置急診檢查無特殊異狀，全院滿床下無法收治入院，只好留置急診觀察，待床期間不幸在急診感染肺炎入住加護病房，兩週後因呼吸衰竭過世。

　　案例：車禍造成下半身癱瘓之四十歲男性，因下背部壓迫性褥瘡，由安養院志工送到醫學中心看診，要求住院手術被拒，轉到另一醫學中心急診，予以換藥後照會整形外科，告知無植皮成功希望，不需住院，結果僵持不下，留置急診不出也不入引發醫病糾紛。

　　其實這樣的病人應該轉診社區安養機構照護，不必千里迢迢到處拜訪醫學中心，對於病人本身和家屬都可減輕負擔，只是，社區醫院在哪裡？可以信賴的家庭醫師又在哪裡？這也是現今全民健保應該努力解決的大問題。

◈ 由社區醫學到安全社區之發展

　　經過世界上多個城市、鄉、鎮、區的實地驗證，證明「安全社區」的概念是可以落實並推廣的。於是世界衛生組織（WHO）在1980 年授權給位於瑞典（Sweden）首都，斯德哥爾摩（Stockholm）的瑞典皇家醫學院（Karolinska Institutet），正式成立了「世界衛生組織社區安全推廣協進中心（W H O Collaborating Centre on Community Safety Promotion）」。該中心訂定了六大準則，並以「認證」的方式推動全世界「安全社區」的發展。目前（2006年四月為止）全世界已有九十九個接受認證的「國際安全社區」了。其他地區更是如火如荼的推行之中。

◈ 「安全社區」的六大指標

　　要成為經世界衛生組織社區安全推廣協進中心所認證的「國際安全社區」，該社區所推動的推廣計畫，須符合以下的六大指標：

1. 安全社區必須具備一個向基於夥伴和合作關係、負責推動社區安全促進工作的跨領域團體來指揮的基礎架構。

2. 安全社區計畫必須是長期性和永續性的,計畫內要涵蓋所有性別、所有年齡層、所有環境和所有情況。

3. 安全社區必須要有以高危險族群和高危險環境為目標對象的計畫,針對弱勢的族群推廣安全的計畫。

4. 安全社區必須有一個能將當地事故傷害的頻率與導因進行文件紀錄的計畫。

5. 安全社區必須有對計畫內容執行過程及改善效果的評估。

6. 安全社區必須能持續性的參與國內和國際的安全社區組織活動。

◈ 根據不同安全議題推動指標

社區安全推動計畫,一開始可從任何一種場域的安全促進計畫先做起,之後在與所有相關的安全促進計劃結合後,形成一個完整且全面性的「安全社區計畫」,因為社區的事務不論大小皆息息相關,比如以下有特別為七種不同場域所訂的七項指標(資料來源:世界衛生組織社區安全推廣協進中心),從學校、運動、老人、居家、兒童、交通等等來著手,有錢出錢有力出力,營造安全社區,而今全民健保造成醫療公有化,應該鼓勵社區居民投入當地社區醫院作志工,地方政府補助及地

方士紳捐輸，以社區的力量來照顧社區健康，共同維護社區醫院之發展，參與社區醫院品質管制，完成社區醫學發展的理想。

　　城鄉地區，假日或深夜常常找不到小兒科醫師，帶給民眾非常大的困擾，就以我現在所處社區醫院而言，若是地方政府和地方士紳能夠補助醫院財政，以聘僱一位小兒科醫師，在地安身立命，就可以讓很多附近的小兒科病人住院或看診，不必千里迢迢跑到台北市，或是發生三更半夜找不到小兒科診所的窘境了。

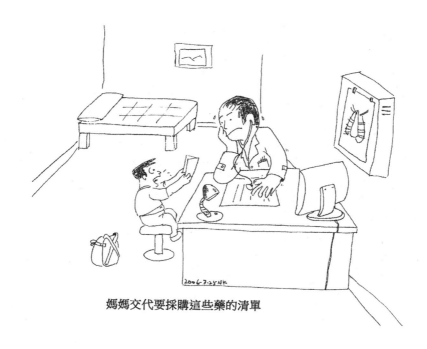

媽媽交代要採購這些藥的清單

┌─ 參考資料 ──────────────────────────

1. 《家庭醫師不打烊》，陳亮恭，原水文化，2006。
2. 《厝邊好醫生》 ，http://www.Ttv.com.tw/drama/2007/doctor/
   op.htm。
3. 《意外傷害防治》，王國新，五南，2004。
4. 《醫療策略管理》，蕭文，五南，2008。
5. 《社區醫學理論與實務》，邱文達，台灣醫務管理學會，2004。

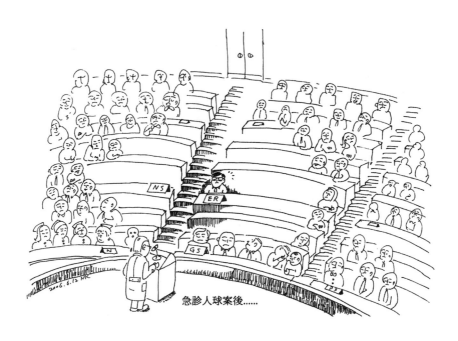

急診人球案後……

老人安養的困境

◈ 緣起

　　歲暮天寒，每年此時，在凜凜寒夜裡，不知有多少老人家因心血管疾病爆發而往生？在急診工作久了，雖然早已見怪不怪，但每每想到生、老、病、死，猶如四季春、夏、秋、冬之演變，自然運行，不可避免；身為醫護人員又豈能豁免？加之故舊親朋老病不少，不由得戒慎、惶恐起來。

　　在一車又一車送來醫院急救的老病患身旁，常見多為女兒相伴，很少見到兒子在場，詢問下，不是另有工作，就是分居遠地，不及趕來，也讓人慨嘆如今真是個「生兒不如生女」的時代。

　　在少見的幾個特例中，我看到一位與我年紀相仿的中年男子，三更半夜，送不良於行的老父來醫院看病；在等待中閒聊始知他自從母親過世後，曾中風的老父就只有靠他奉養，他另有一妻兩子，每天兩頭奔忙，負擔極為沉重。常言道：「家有一老，如有一寶」，在農業社會的大家庭裡，或許真是如此；而今社會愈來愈精簡，生活空間狹隘，人口密集，工作繁忙而開銷龐大，作為一家的經濟支柱，中年夫婦可謂辛苦備至，也難怪常聽人改口言道：「一老一小，十分煩惱。」

同情之餘，我主動為他轉介本院的老人居家護理服務及老人安養機構，等他前去詢價後，看他悻悻然折返回來。一問始知，安養院每月收費三、四萬元左右，還不包括看護與醫療費用，加上老婆、小孩日常開銷等等，非一般人薪水可負擔；尤其當此經濟蕭條、百業凋蔽的年代，更是難上加難。

　　因為社會安全制度之欠缺，造成人人自危，以拼命賺錢攢取老本為人生目標，這些人在我們週遭比比皆是，惶惶然，不知所措，這是身為現代人的悲哀。如何用比較成熟的社會制度和務實心態，追求老後居家生活之安全和健康，真可以當社會中負擔生計的年輕男女，趁早認真思考和努力方向。

◇ 高齡化社會

　　況且，我國已逐漸邁入高齡化社會，六十五歲以上的老人占社會總人口的百分之八以上，2005 年已經到達 10%，老人安養問題已經迫在眉睫，不能不及早規劃，在中年時期，及早規劃老後生活，實有必要。根據自身條件和希望，選擇合適的老年生活，需要各方面的專家，包括財務、法規、醫療保健、居家設計等等方面提出建言，善用社會資源，如老人年金、優惠、體檢、終身學習等等申請，找出符合自我期盼而又負擔得起的老後生活。

　　根據行政院衛生署於民國 89 年之人口分析資料顯示，我國老人人口男性約 100 萬，女性 90 萬，合計約 190 萬，占總人口之 8.53%，遠超過聯合國對高齡化社會的定義（六十五歲人口超過總人口之 7%）；相對於民國 80 年老年人口僅占總人口之 6.37%，由此可見這幾年來六十五歲以上之人口數之明顯地增加。高齡化的社會代表的不只是國人壽命之延長和醫療水準之進步，社會供養負擔增加與國民活力降低，同時也是一大隱憂。

◇ 老化成病

　　人體如同機械，各個器官、各個系統會隨著年齡的增長，而依個人有不同程度的老化。各種器官及各項系統都隨著歲月的增長而日趨衰老，帶來程度和種類不同的各種慢性疾病，如高血壓、心臟病、糖尿病等等，而老人日常服用的藥物，或多或少也增加生活機能障礙的可能，使得老人極易受傷，且使老人外傷之處理，也變得格外之複雜。

　　重大外傷雖就老年病患而言相對的不常見，約占急診病患之 8%～15%。然而一旦受傷，因為病人可能重聽、記憶退化，表達能力較差，常有延遲就醫或拒絕就醫的情況發生；加之原來疾病之後遺症，使得老人受傷後再生力低，復原力差而也有較高的死亡率。

老年人之外傷可能由於視力障礙、心律不整、昏厥、藥物副作用、暫時性腦缺血發作、中風或突發性心肌梗塞而跌倒或車禍。因此，病人的內科問題必需同時評估，根據統計，老人急診 55% 是由於心血管疾病，而且老年病患心、肺、腎功能都比年輕人差，對休克的耐受性也差；輕微的頭部碰撞即發生硬腦膜下出血；骨質疏鬆症導致脊椎及長骨易於骨折；潛在性的慢性阻塞性肺疾也可使一次胸部小挫傷引發致命的心肺衰竭。

　　正因如此，對於急診老人病患，應該特別注意呼吸道暢通，呼吸功能和心血管功能來追查，將心電圖和胸部 X 光當作是老人例行檢查，審慎評估心肺功能變化，檢查是否合併肺結核或甚至是肺癌，總之，對於年老病人，就是要作最壞的打算和最好的準備，不能怕健保核刪而便宜行事，才不會發生疏失而終身遺憾。

◈ 安養環境整頓

　　外在環境如照明設備不足、衣著裝備不適，以及居家生活環境不良，都是造成老人家容易受傷的因素。老人意外傷害的原因以跌倒最常見，往往造成骨折；而外傷致死則以車禍最多見，顯見我國都會交通秩序之紊亂，不適老人安居。其他原因有燒燙傷、背痛乃至於自殺等等。至於外傷的型態則以骨折、鈍挫傷、撕裂傷和燒燙傷為主，須提防隨之而來的內出血、血管堵塞和傷口感染等等併發症。

　　由於老人受傷的場所以在家中室內為主,對於老人意外傷害之預防,平常就應該對老年病患及家屬做衛教以防止跌倒,比如起居室的照明、衛浴廁所地板之止滑和扶手、設置無障礙空間等等,都是家有老人應注意的地方。據研究顯示英國的老人專家利用生、心理及環境評估,改善老人家裡擺設,增加室內照明、防滑等輔助器具,在適當地點加裝防滑措施或是扶手,並協助配戴新老花眼鏡、讓老人學習走路姿勢等,一年之後,老人再次跌倒機率減少 61%,而且變得健康而獨立。

　　浴室是常見的滑倒地點,在浴室中加裝塑膠防滑墊或將磨石子地板改為止滑塑膠毯,在浴室洗手檯、馬桶、浴缸旁加裝扶手,可以避免滑倒受傷。此外,浴室也可加裝防滑椅,讓老人家可以坐著洗頭。樓梯間的雙向扶手設計,則可讓行動不便或關節炎的人增加使力點,方便行走。地板高低落差常造成跌倒的問題,可撤除必經之路的門檻或是加裝木質斜坡道,一方面可避免絆倒,另外也方便讓輪椅進入。另外,在往浴室、樓梯或地下室的走道加裝感應燈,或是觸控式的小夜燈,也可避免因看不清楚而跌倒,使老人居家生活更為安全。

　　在床邊準備一支手電筒,讓老人家晚上可以點著去洗手間,讓眼睛對燈光有一點適應期,才不會一開廁所的燈,覺得刺眼而滑倒。要勸阻老人家躺在床上抽煙以防睡著而失火。把插座或延長線提高到約一百公分以上的高度(可固定在桌上),一方面可避免老人家彎腰蹲下的不便,另外也可防止幼童玩弄插座而觸電。

緊急通報系統的裝置也很重要，寢室、廁所、浴室都應該設置緊急通報系統，例如寢室的緊急通報裝置，可以固定在床旁邊，方便隨時使用。而且門把設計最好可以由外開啟，發生意外事故時不須破門而入，可以立刻得到救援。

◈ 慢性病處理

　　人上了年紀，多少會有些慢性疾病，須長期服藥控制，藥物種類和用量也有可能造成眩暈、昏厥以致於跌倒，應該由家庭醫師來整合用藥，詳細檢視老人病患原先之用藥情況，並告知家屬及病患本人小心。外出時使用拐杖，可協助自己的平衡，以防跌倒，穿著有反光的外衣，提醒開車族的注意；此外應隨身攜帶身份證或識別方式，如防走失手鍊等等，標明聯絡電話和地址，以防走失路倒身份不明之遺憾。

　　老年住院病患十大死因依序排列如下：肺炎流行性感冒、意外傷害及藥物作用不良……等，佔所有死亡率之 5.4%，其中 15%是事先可以預防的。美國每年四萬人死亡肺炎、二萬人死於流行性感冒，其中 85%為六十五歲以上之老年人，而疫苗注射可使死亡率降低一半。因此建議老年人應全面施打疫苗，疾病管制及預防中心（Centers for Disease Control and Prevention）預估包括老年人在內的高危險群疾病患要有 80%注射率的普及計劃，才能真正的達到預防保健的效果。

◈ 老人失智症

在老人失智症方面，隨著人口老化，必須及早提出因應對策，老人失智症的盛行率約為 2%～4%，推估全台約有三至七萬失智老人，家人在長期照顧上產生許多挫折、無力與衝突，社會支援不足，使照顧者無法喘息；長久壓力的累積，也造成照顧者身心疲憊，甚至發生激烈行為。

當年老的長者因腦部功能的退步，記憶力、判斷力及思考能力衰退，以致影響到工作及生活上自我照顧能力時，叫「老年癡呆症」或「失智症」，是病人心智功能及日常生活自主性退化的綜合表現。導致失智症的原因很多，有許多是腦部或身體疾病對神經功能影響的結果，因此，在臨床上，每一位病人都應做詳細檢查及診斷，找出是否有可治療的失智症。綜合來說，我們把所有的原因分為三大類：

第一類：退化性失智症，此類最重要的例子是「阿爾茲海默病」，這是由於腦部細胞死亡後不再更新，而引起的腦部退化現象。以目前的醫療水準，雖然還無法完全治癒，但可藉由藥物來減緩退化，只要照顧得當，將可改善失智症惡化的程度。

第二類：血管性失智症，由於腦中風導致腦部組織被大量破壞所致，可因多次中風而惡化。

第三類：其他原因引起的失智症，由於甲狀腺機能低下，腦部腫瘤、憂鬱症所引起的假性失智及影響中樞神經的藥物中毒等，只要找出病因，對症下藥，症狀就可能隨之消失。

依失智症的種類及疾病症狀（包括認知、精神及行為問題）來決定治療的方向，可以用藥物及非藥物的方式來達成對症狀的控制。其中又以非藥物的方法，譬如改善環境、行為治療等最為重要。照顧者對病人所付出的關懷、愛心及耐性將是使老人能安度晚年的最佳良方。在藥物治療上，目前雖然沒有治療阿爾茲罕默症的特效藥，但症狀的改善、穩定與控制，仍然是醫學界不斷努力的目標。

　　老年癡呆症的十項重要警訊：

1. 記憶減退並影響到日常工作。
2. 對過去熟悉的事務也無法做好。
3. 說話表達困難。
4. 喪失對時間、地方的觀念。
5. 判斷力、警覺性降低。
6. 抽象思考的困難。
7. 東西擺放的錯亂。
8. 行為與情緒的改變。
9. 個性的改變。
10. 喪失活動力。

　　當懷疑家中老人可能有失智現象時，應立即帶至醫院做檢查，以早期發現可矯正之病因並早期治療，當診斷為失智症時，可向醫護或社工等專業人員詢問有關之衛教單張、書籍等知識，參與相關團體，在團體中獲得相關訊息、分享照顧經驗及可用資源、情緒紓解及獲得更多支持。

◈ 老人失智症者之照護

　　失智老人的照顧是一個長期的工作，需要全家人共同分擔、親友的支持及協助，故需及早與家人討論照顧方式並讓親友們了解，提出對策如下：

1. 預防走失，可給癡呆老人配戴刻有姓名、住址、電話的手環，家中大門需做適當的調整，防止患者自行離家。
2. 安全上考量，如瓦斯爐加蓋以避免患者不當使用，藥物放在病人拿不到的地方等。
3. 安排固定的生活作息，鼓勵患者做其能力範圍內的事。
4. 不和病人爭辯，適時轉移注意力，以減少衝突及躁動不安。
5. 若出現精神症狀（如幻覺、妄想等）或睡眠問題，可依醫師處方使用藥物。
6. 照顧者也需要適當的休息，可安排替代性照顧方案（如日間看護員等），家人須分擔照護工作。
7. 照顧者之訓練與心理支持。

◈ 政府與社福可以提供協助

　　高齡病人之急診情況，往往對醫護人員也是一大挑戰，首先要仔細且有耐心地來探討病史，審慎地探查病患的身體及心理問題，安排影像檢查及實驗診斷，擬定處置的方向，對症下藥、才能防止誤診和延誤治療，讓老人家得到最好的醫療。

全民健保包山包海，涵蓋範圍越來越廣，必然在全民的期待下，要介入老人安養這塊領域，這對於中低收入民眾可說是一大福音。此外，各種宗教和社福團體也提供相當多元化的協助，讓老人安養不再成為個人或一家的負擔。

　　社會大眾終究要認知，老人安養是專業，不只因為「久病無孝子」，年輕子女各有事業與家庭，將老人安養託付給專業機構來作，一方面可以讓年輕人增加就業機會，也可以提升照護品質，這是社會進化必然的趨勢。

◇ 重新規劃老後生活

　　為了安享天年，實有必要從年輕時就好好的規劃老後生活，根據自身的能力和條件，選擇一個合適的老後生活，參考各方面的專家包括財務、法規、醫療、設計、保險等方面評估，善用社會資源比如老人年金、體檢、宗教、終身學習、保險優惠等等，找出一個符合自己條件和期盼的老後生活環境，才能高枕無憂、安度晚年。

　　「為求來世安樂，不留半點錢財。」這是已故日本名作家德富蘆花的名言，當我們回顧過去的老人家，不一定有錢就得安樂，有人死不瞑目、不得安葬；也不一定老了就很快樂，有人含恨抱怨、死不甘休，所以學會放下、捨得名利，隨心所欲不逾矩，這也是值得許多老人家好好學習和反省的地方，所以說：「活到老，學到老。」。

── 參考資料 ──

1. 《揭開老化之謎》，洪蘭譯，商周出版，1999。
2. 《一隻狗的遺囑》，莊靜君，皇冠文化，2001。
3. 《老子的智慧》，任法融，地球出版社，1994。
4. 《生死之歌》，汪芸譯，天下文化，1996。
5. 《希望陪你長大》，鄭鴻，心靈工坊，2001。
6. 《走過帕金森幽谷》，李良修，天下文化，2002。
7. 《當父母親變老》，劉秀枝，天下文化，2001。
8. 《當代神經學》，陳獻宗，橘井文化，2003。
9. 《老人護理》，馬鳳歧，五南，2003。
10. 《大腦的秘密檔案》，洪蘭譯，遠流，2002。
11. 《生命教育》，黃雅文譯，五南，2006。
12. 《死亡的臉》，楊慕華譯，時報文化，1995。
13. 《家庭醫師不打烊》，陳亮恭，原水文化，2006。
14. 《自然與人生》，德富蘆花，小知堂，2001。

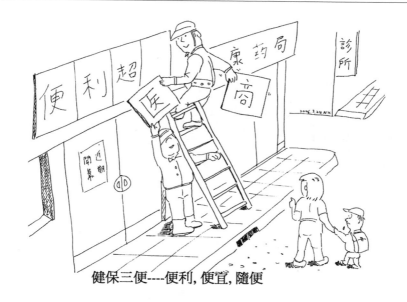

健保三便----便利, 便宜, 隨便

最後歸途

◈ 生老病死

國人避諱死亡問題，但是死生大事，影響整個家庭，所幸近年來民智開啟，有關生死學的研究風起雲湧，真理愈辯愈明，為人生最後歸途，找到一條安和大道。

有關生死之說，老子有「生，來也；死，往也」，孔子有「未知生，焉知死」，武俠小說家古龍也曾說「生有何歡？死有何懼？」而最近過世的雲門舞集的羅曼菲也說過「生命如同宴會，開心就好。」個人身為急重症專科醫師，每天面臨生死決戰關鍵，在進退應對之間，也應有所依循。

急診常見老年病患之就診模式，主訴近來精神不好，沒有食慾，所以來掛急診打點滴，抽血檢查，檢查結果，有點差又不太差，然後留置觀察，等到全家老小都精疲力盡，才一起回家，這樣的就醫模式一再重複，一直到老死那一天，我常思索，最後歸途，或在急診、或在家裡、或在療養院裡、或在赴醫路上，是否能讓病人有更好的選擇與安排？

我常問週遭的朋友，最希望如何死法？是否猝死如心肌梗塞、中風、外傷，還是拖磨如癌症末期、愛滋病、植物人、慢

性疾病等等，好死不如賴活的想法並非人人相同，而誰來決定？是上帝？是醫生？還是自己？

　　嘗試自殺者，以為生死可以操之於自我，有如債留台灣逃亡海外的破產戶一樣不負責任，其實應該採取更理性而有建設性的解決辦法，即使是癌症末期也不該輕易嘗試自殺。只是我們社會對於自殺防治工作太過消極，只有守株待兔等待求救諮詢電話，所以成效有限。

◇ 安樂死

　　對於安樂死的辯證，引發社會很大的反響，根據教科書上所述，其條件為：

1. 病患自願。
2. 良好醫病關係。
3. 疾病無可救藥且痛苦。
4. 確認痛苦並非照顧不周。
5. 醫療同儕諮詢。
6. 書面證明。

　　只是，誰來下手，誰就得負責，這個社會說大話的多，肯負責的少，也造成安樂死，甚至尊嚴死之淪為空口白話而已。所以面對緊急病危患者，急診醫師雖然明知病人存活機會渺茫，也不得不硬著頭皮插管急救，甚至用上電擊和心肺按摩，

因為和家屬期待不符，溝通不良，引爆衝突時有所聞，發生於
2006年署基急診醫師遭病人家屬刺殺事件，即為一例。

◇ 案例

　　案例說明：邱女士，八十二歲，長年多種慢性病纏身，包
括甲狀腺腫、心臟病、中風，生前多次告知家屬不插管、不急
救，於一週前跌倒入院，合併褥瘡感染敗血症，被鄰居送至急
診，家屬後來趕到時發現已經被插管急救非常不忍，痛哭失聲。

　　病人送入加護病房治療一週毫無起色，只是以昇壓劑維持
血壓和心跳，家屬堅持停掉藥物不果而和醫護人員發生衝突，
並且揚言控告急診醫師，在兩權取其輕下，加護病房醫師和家
屬取得協調，簽字同意停止治療，待病人心跳血壓都下降到無
可恢復時，讓他們帶領病人留一口氣，回家安葬。這種處置過
程或有瑕疵，但是法令不周全之今日，有時只有能做而不能
說，由家屬和醫護雙方取得協調來解決。

◇ 安寧療護

　　對於癌症末期與漸凍人這樣的病例，在我國現行健保制度
是可以獲得給付安寧療護，其目的在於：

1. 免除疼痛。
2. 解除負擔。
3. 學習死亡。
4. 從容等待。
5. 全家參與。
6. 身、心、靈兼顧。

　　所以，每位醫師都應該了解，並且參與安寧療護之訓練，了解安寧真義，讓臨終病患得到全人之關懷。

◈ **案例**

　　案例：七十五歲女性，某日由和平醫院轉來，自述腎臟病，長期在該院住院洗腎，不堪生病痛苦轉院求診，入住腎臟科，後來因拒絕洗腎自動出院，再因呼吸急促回來急診，全身器官衰敗，照會家醫科、腎臟科、腫瘤科，家屬要求安寧療護，只是還不符安寧療護資格，未獲安寧病房收治，只好再轉腎臟科入院，簽署拒絕心肺按摩同意書。根據腎臟科醫師的意見，病患應可接受洗腎而得改善，只是病患拒絕洗腎治療，只好眼睜睜的看著病患一步步的走向死亡，徒呼負負而已。

　　在我接受安寧療護訓練中，最讓我印象深刻的是感受推動安寧療護者不屈不撓的精神，其中包括許禮安醫師與趙可式教授，許醫師說過，我不是護理人員，我只是一個多管閒事的小

醫生，他曾在花蓮某號稱慈善宗教醫院工作十一年。後來院方管理走火入魔，刻薄待遇，讓他感覺與該慈善醫院「濟世救人」的宗旨不符，終於被處以不續約手段而被迫離開。

很難讓人理解，一個號稱慈善機構兼宗教團體成立的醫院，卻沒有包容人才的雅量，這也證實「知易行難」學說。不過後來聽說，連安寧醫療之前輩趙可式教授也罹患癌症，想到人皆難免一死，何必與凡俗偽善斤斤計較？總是守著自己的品格和教養，為而不有，行所當行就可以了。

◈ 死刑與器捐

其次，談到死刑和器官捐贈，可以當年轟動全國的劉煥榮為例，當時被很多無知年輕人奉為偶像，連無恥政客都為他請命大赦，只是他說：「我不是真正的英雄，冒死救人的靖娟才是。」給予那些無恥政客當頭棒喝，可以說是振聾發聵之舉。

由劉煥榮事件引發很多議題，包括：

1. 殺人是替天行道？
2. 廢除死刑是否可行？
3. 腦死判斷。
4. 死刑犯與器官移植。

為了避免爭端，現在很少人從事死刑犯之器官移植了，只有那些極權國家才敢任意而為，現今台灣，即使死刑犯也有人

權，廢除死刑之說沸沸揚揚，和受害者家屬爭論不休，大家願意面對這種議題，這可說是人類文明之進步。

在正式立法廢除死刑之前，應鼓勵社會大眾，包括那些被宣判死刑者簽署器官捐贈，以造福社會，才是更積極而正面的態度。

◈ 最後歸途

在《最後十四堂星期二的課》一書裡，作者米奇・艾爾邦在昔日恩師最後幾個月的生命中，每個星期二去探望這位老教授，墨瑞教授在面對著死亡一步步逼近，卻仍保有熱情和幽默感；藉著每個星期二的談話，他一點一點地柔軟了米奇世故冷漠的心，他們師生的重聚，成就了一堂有關生死智慧的課。「只要學會死亡，你就學會了活著。」讀後讓人感觸良深。

同樣的，在人生舞台上，我們也會面對種種上台下台的悲喜劇，健保開辦後，引發醫界大搬風，白色巨塔內鬥爭愈形激烈，而不擇手段爭權奪利者尤其面目猙獰，上台固然風光，下台也要瀟灑。在面對粗暴時，我們更應以慈悲與真誠，不求化解仇恨，不是委屈求饒，善惡因果自有報，我們展現的是讀書人應有的品格。

┌─ 參考資料 ─────────────────

1. 《走過帕金森幽谷》，李良修，天下文化，1999。
2. 《生病、生病，為什麼？》，廖月娟譯，天下文化，2001。
3. 《揭開老化之謎》，洪蘭譯，商周出版，1999。
4. 《醫師的深情書》，賴其萬，天下文化，2001。
5. 《中老年人的保健》，編輯部，健康，1994。
6. 《用心聆聽》，黃達夫，天下文化，1997。
7. 《一隻狗的遺囑》，莊靜君，皇冠文化，2001。
8. 《自然與人生》，周平譯，小知堂文化，2001。
9. 《老子的智慧》，任法融，地球出版社，1994。
10.《生死之歌》，汪芸譯，天下文化，1996。
11.《希望陪你長大》，鄭鴻，心靈工坊，2001。
12.《誰來下手？》，魯宓譯，張老師，1999。
13.《最後十四堂星期二的課》，米奇‧艾爾邦，2006。
14.《再給我一天》，汪芸譯，大塊文化，2007。
15.《心蓮心語》，許禮安，慈濟文化，1998。
16.《醫生也醫死》，韋至信，文經社，2003。
17.《死亡教育》，黃雅文譯，五南，2006。
18.《生命教育》，黃雅文譯，五南，2006。
19.《生命的臉》，廖月娟，時報文化，2001。

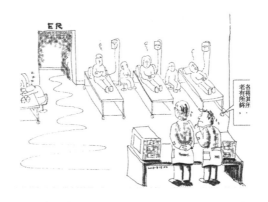

附錄：好死不如歹活，真的嗎？

凡俗常言：「好死不如歹活。」此話用來勸年輕人珍惜生命尚可，但對「久病無孝子」或癌病末期的老人家來說，有時並非適當。做為一個人，活著固然要有尊嚴，臨終也應如此。

有位病患原是大學教授，因糖尿病合併中風臥床多年，最近再加上大腸癌末期合併全身轉移，蔓延到臀部的癌細胞，像開花一樣這裡一朵那裡一朵的從皮下發放出來。雖經過多次手術切除，沒多久又從疤痕下冒出，真的就像雨後春筍一樣。

只不過雨後春筍清香可愛，而從臀部皮下源源不絕長出的腫瘤，卻是膿血不斷、惡臭瀰漫，連家屬進來都得戴起口罩，無法久待，對每天要來查房診療的醫護人員而言，也是苦事一樁。

每天早上，要為病患換藥前，最好先別吃早餐，進病房前要先吸一大口氣，戴上口罩再屏息噤聲，快速動作換藥完畢，才能全身而退。

有一天早上，正進行同樣快速地換藥動作時，病患同情地看著我，悠悠的說：「我很臭喔！」我驚悚回頭，尷尬萬分，氣一鬆猛然換氣，這才發現，其實，也沒那麼臭嘛！

後來病患每下愈況，轉入安寧病房。當病患要送入病房時，家屬環繞左右，不捨、愧疚又無助，啜泣不已；病患好整以暇，一派輕鬆，反過來安慰他們說：「別哭了，再見！再見！」讓我看了感慨不已。

我想起先祖父自中風後臥病多年，求生不得求死不能，也曾引刀自戕多次，家人又是心痛又是驚惶，不知所措，後來他往生大去之時，家人反而有鬆了一口氣的感覺，先祖母當時還安慰大家說：「去了就好，去了就好。」

　　年輕的時候，我原以為醫學有多發達，醫師有多偉大，能夠治病救命，延年益壽，而今從醫三十載，始知自身能力之有限，有時頂多讓人保有軀體而失其意識而已。原以為人權有多進步，很多臨終病患仍得接受無謂的心肺按摩，讓人不得善終，我開始羨慕那些活過天年，在睡夢中安祥過世的人們，始知平和善終之難得可貴。

　　我因此認為、安寧緩和醫療不應侷限於安寧病房，應廣為推展，成為醫療之最後過程的一部份。這是所有醫護人員都應參與，重新體認和學習的課程，而其中之生死觀，應當做社會教育來推行，成為社會大眾的通識教育。

　　「是日已過，命亦隨減；如少水魚，斯有何樂？」為了靈魂安息回歸極樂，要捨得骨肉分離的痛苦，才能提早解脫病魔的糾纏與老化的無奈，死得有尊嚴和活得愉快，其實同等重要。

事故傷害防治

◈ 事故非意外

　　事故傷害是泛指那些事先預想不到的意外所造成的傷害，比如車禍或運動傷害等等，但為了讓社會大眾瞭解此類傷害雖事發之先無法預知，但確可事先預防，且事發之時可以種種措施以減輕其傷害程度，如果只是單純的意料之外，那就是天意或不可免，也就失去了防治的積極意義了，是以現今正式場合不再使用「意外傷害」，而是改用「事故傷害」代之，我們在此雖仍援用從前常用的名詞，也不能不劃清界線，不能被字面的意思所迷惑。

　　一般人對於事故傷害，大多會自認倒楣，有些宗教信仰較深者會認為是上天的試煉甚或是因緣果報的懲罰，是以凡事聽天由命，沒有努力改善的空間，其實並非如此。古人說：「天作孽，猶可違；自作孽，不可活。」我們回顧過去的許多意外及其所造成的不幸可以發現，其實絕大多數事故傷害事先都有跡可循，可以預防；即使意外發生之後，也可以積極應對搶救以減少傷害。所以藉著過去的失誤之反省，我們應可集思廣義，研發出預防與急救之道，此所謂：「前車覆，後車鑑」也。

事故傷害防治之重要性，可由其傷害對社會之影響得見。我們以民國90年全國十大死因來看，意外傷害造成全國9,513人死亡，占全國十大死因之第四位，對四十五歲以下人口而言則是占第一位，也就是說意外傷害是造成年輕人最主要的死因，對社會、家庭和個人來說，都是無可彌補的損失，值得社會大眾注意。

　　在運動傷害方面，令人驚訝的是，事故傷害比較少發生在專業的運動員身上，反而常見到一般大眾從事運動時發生，除了技術本位之外，良好的熱身、完固的防護以及適度的訓練，有以致之；再來就是受傷後是否有及時救治和完整的復健，也是防止造成二度傷害的關鍵，如何祛除生活中潛在的危險因子、加強安全措施、勤練急救技術和耐心復健，這都是我們從事各種運動時應該向運動員見賢思齊的地方。

◇ 機車事故之宿命

　　由交通部統計處資料之強制民眾騎乘機車配戴安全帽實施前後，機車意外分析可見其立竿見影的效果。警察單位自86年6月起依據「道路交通管理處罰條例」第31條規定，對騎乘機車未戴安全帽之機車駕駛人一律處以新台幣五百元罰鍰，實施至11月底以來，因騎乘機車發生交通意外造成之死亡及受傷人數分達631人及422人，較上年同期分別大

幅減少 13.8%及 31.4%，顯見執法已收宏效，傷亡程度已見減輕。

　　再比較有無戴安全帽之死亡及受傷者中頭部傷害比率，配戴安全帽因頭部傷害而致死亡及受傷者分占五成八及三成，遠低於未戴安全帽者之八成四及四成九，顯示戴安全帽確有保護頭部之功能。由於戴安全帽之死、傷人數中，其他部位傷害者比率高達四成二及七成，因此騎乘機車戴安全帽固然是為保護頭部安全，但每年因胸部、腹部、腰部等其他部位傷害造成之死傷人數亦不在少數，因此根本之道在於盡量避免騎乘機車，改搭大眾運輸工具，創造「無機車」之社會環境，才能真正防治此種交通意外帶來之傷害。

　　以上可見，防治事故傷害最直接有效的方法在於立法與公權力之施展，可是嚴刑厲法易生民怨，終究非長遠之計，唯有加強教育與調整社會行為模式，如同日本和德國這樣守法和自制的國民道德養成，才是安全進步社會的保證，而對意外傷害防治之社會教育，則是醫護人員、尤以急診醫師責無旁貸的使命。

◈ 醫師的社會責任

　　我們急診專業醫師，應該走出白色巨塔，以其個人臨床所見，配合當代醫學知識和研究，試圖找出意外傷害之致病因

子，提供給社會大眾參考，大家一起努力，而思其防制之道，就如同時時突變以求新求生的細胞一樣，面對詭譎多變的生存環境變遷，在遭逢災難與傷害後，我們人類也應時時反省檢討，如何調整與改變行為模式以趨吉避凶，才能獲得適者生存的機會。

　　須知事故傷害非天天有，防治手段不可一日無之。所謂的防治包括平時的安檢與戒慎、事前訓練和演習、事發時之應變以減小傷害的程度、阻止其傷勢惡化。訓練年輕人勇敢和冷靜面對意外挑戰，而非逃避現實，以險境求生的堅強意志，越過生存競爭和自然淘汰的關卡，避免因事故傷害導致無妄之災。

◈ 醫療疏失防制

　　比方說，由前幾年北城婦幼醫院打錯針造成一死七傷事件，誤漏疏失只是冰山之一角，意外爆發有其原委可尋，醫療誤失之發生，不只是個人的疏失，整個醫療團隊之管理和訓練都有問題，是以越大的團隊、越忙的單位，越容易發生問題，也愈發突顯管理和訓練之必要，而醫療品管有賴醫療團隊之努力和堅持，是醫療工作者必須持之以恆的要求。

◈ 訓練與啟發

事故傷害防治的心理面，可分成以下幾點論述：

1. 虛擬實境的訓練：我們可以假想緊急事故的狀況，讓大家一起來腦力激盪，是否有更高明更快捷的應對之方，比如遇到頸部大動脈出血之搶救，胸部穿刺傷與急診開胸術如何做？靜脈注射找不到血管時如何從事緊急靜脈切開術？對小兒緊急搶救時如何做緊急脛骨穿刺術？雖然不能每天遇到這些緊急狀況，但是時時在心裡盤算，虛擬實境，遇事也能達到處變不驚，按部就班的效果。

2. 隨機應變：面對緊急狀況，現實環境不一定備有所有可以上場的人力和資源，此時有賴鎮靜和隨機應變，有時候要相信直覺，當然也需要平時訓練的知識背景，比如我們遇到大血管出血的案例，以止血鉗幾次止血皆失敗，除了以手指壓住外一籌莫展，後來想到以導尿管插入血管中撐住而到到止血效果，病人得以及時送開刀房手術而得救。

3. 冥想超能的發揮，在面對緊急狀況時，有時候必須沉著應對，冷靜想想前因後果，分析利害關係可以找出最有利方案，比如，在冥冥之中找到遺失的人、地、物，鑰匙遺失之找回，似曾相識病患之找回，甚至考題答案之發掘，冥想可以發揮超能力，已有科學實驗可以證實。

4. 靈感之啟動：

   (1)隨緣放鬆自由漫談，可以引發靈感的火花，解決難題。

(2)發明為創業之本，對身無家產背景者尤其重要，有人以發明致富，還可以貢獻社會。

(3)需要為發明之母，比如防刺針筒的設計，就是這樣發明的，可以減少很多針札的意外。

(4)預防皮下血腫之包紮法，也是護理人員的發明。

2010 年，教育部有鑑於校園內事故傷害之層出不窮，特別提出「安全教育與急救」課程規範，要求在各級學校內廣為推廣心肺按摩術，設立為必修之通識課程，並列入學校評鑑項目。

未來，我們也應該發揚光大，擴大教育之層面和範圍，鼓勵大眾參與事故傷害防治和急救的工作，和全民心肺按摩術之推廣一樣，讓意外防治成為普通國民常識，成為人人關心個個參與的活動，才能防微杜漸、再造一個安全健康的現代社會。

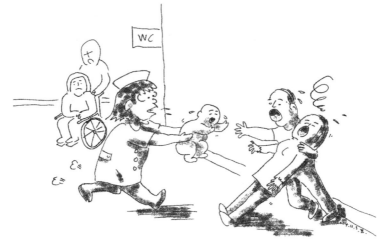

令嫒灌腸後解出了這個。。。。。

─ 參考資料 ─

1. 《關鍵時刻》，卡爾森，長河，1994。
2. 《危機處理聖經》，邱強，天下文化，2001。
3. 《新積極思考》，范特拉，天下文化，2002。
4. 《應變：用對策略做對事》，賴利・包熙迪，天下文化，2004。
5. 《危機就是轉機》，弘兼憲史，城邦文化，2003。
6. 《一句話改變人生》，齊藤茂太，春光出版，2008。
7. 《做對決斷》，華倫・班尼斯，天下遠見，2008。
8. 《創意魔王賈伯斯》，多伊奇曼，天下遠見，2000。
9. 《醫心一得》，王國新，巡弋公司，2000。
10. 《兒童虐待》，余漢儀，巨流圖書，1995。
11. 《急救理論與技術》，徐亨，中華紅十字會，1998。
12. 《圖解兒童急救應變手冊》，胡勝川，台灣麥克，1996。
13. 《神經外科的黑色喜劇》，吳程遠譯，天下文化，2000。
14. 《急診室的瞬間》，廖月娟譯，先覺出版，2000。
15. 《青少年自殺防治手冊》，都正，金波蘿，1995。
16. 《青少年問題檔案》，林進財，商鼎文化，1995。
17. 《運動醫學講座》，賴金鑫，健康世界，1999。
18. 《槍響之後》，張寧恩譯，天下雜誌，2001。
19. 《暴行少年》，王大方譯，商訊文化，2000。
20. 《第二意見》，陳萱芳譯，天下文化，2002。
21. 《疼痛──不受歡迎的禮物》，江智惠譯，智庫文化，1996。
22. 《誰來下手》，魯宓譯，張老師文化，1999。
23. 《啼笑皆非看外科》，林秋江，聯文，1900。
24. 《我的教育、我的醫學之路》，何曼德，新新聞，2002。
25. 《ACLS 精華》，胡勝川，金名圖書，2006。

醫療諮詢

◈ 學醫與行醫

　　記得二十年前初出校門時，曾聽學長建言道：「最好別走小科，劃地自限反而和主流醫學脫節，連自己家人生病都不會來問你，只因你是小專科，對一般疾病之治療根本不懂。」言猶在耳，怎知多年後的今天，分科愈精，反而是小科當道大賺錢，成為應屆畢業生的最愛，反而當初才高氣傲選擇內、外、婦、兒大科者，現在受制於健保再再縮編下，四大皆空，非但入不敷出且動輒劾刪，只有度小月的窮過活而已。

　　因為臨床上發展受限，讓許多原先志大才疏的醫界同仁，紛紛轉行，或讀研究所或加入聯合門診或轉入直銷、安養甚而移民等等以開創事業第二春，有人成功轉型也有人鎩羽而歸，成敗姑且不論，不能堅守醫學初衷，不能從一而終，想起來多少有些心酸。

　　有位同事最近來辭行，他離職的理由讓我聽了大吃一驚，說是要回家帶孩子順便減肥！上了中年，誰不是大腹便便的中廣身材，何必介懷？小孩上下學自有菲傭接送，人皆如此何必擔心？可是他依舊是義無反顧的走人，全心照顧家裡老小、全力節食健身，讓我意識到醫師這一行之不可承受之輕，而今人皆各有其志，不在乎柴米油鹽的瀟灑。

　　其後斷斷續續的曾在醫院見過幾次，都是他帶著家人來看病，由於多年來在醫界建立起的人脈，他很容易的為家人找到最迅速的看診方式、找到最好的醫師同仁看診、很容易的就安排入院治療和手術、他也居中參與諮商討論，讓醫生和病患都能合作愉快，甚至到病危時都能勸說病家簽具 DNR（拒做心肺復甦術），轉入安寧病房，在家屬和宗教儀式的陪伴中安然過逝，這是真正的家庭醫師。

　　說來汗顏，這樣的家醫工作可謂是費時耗神，非比尋常，唯有自家人得享尊榮（人不為己又有何為？），想想一般短短的門診時間，如何能跟病患多費唇舌？公私兩忙的醫師怎有空帶著病人家屬跑來跑去？只有依賴家族中這樣的醫界親友，不但是學養兼具並熟悉醫院各科關節者才能勝任，更重要的是無怨無悔的付出，除了由醫師本身來主導各科資訊收集、確認當今正規治療之臨床路徑、解讀臨床檢查的意義和文獻研究的意涵、找到真正的好醫師外、其他如安排門診、入院、手術、治療、出院、追蹤、療養至終老的整個過程之建議，這也是其他有心為家人做醫療諮詢的醫師必修之課程。

◇ **危機與轉機**

　　全民健保實施後，弊端叢生，病人不再尊重醫師，也不信任醫師，而有種種自救行動，相對於此，醫師也為求自保，而

有防禦性醫療行為之產生，有的醫師甚至去唸法律，自求多福，而有更多的醫師改唸經營管理，預作轉行的準備，醫病之間爾虞我詐，讓許多醫界大老都嘆不如歸去，這真是現實醫療社會的悲哀。

詩經有云：「何昔日之芳草兮，今直為此蕭艾也？豈其有他故兮，莫好脩之害也。」何以致此？固然是健保制度導引，而人性卑微，師道不興，有以致之。衛生署為了督導醫院正派經營，而有定期的醫院評鑑，依據評鑑結果分級，且與健保給付連結，是以每逢評鑑，各家醫院莫不戰戰兢兢，深恐誤失，以醫院評鑑為醫院經營存亡絕續之所繫。然而，醫療工作的關鍵在於醫師，醫師本身的評鑑如何？事關個人信譽，卻也是病患最關心的，和病患安全，病患權益息息相關的最重要因素，可惜的是，醫學界並未評鑑醫師，也未設定醫師的退場機制，默許很多不適任的醫師繼續執業，成為種種醫療疏失和糾紛爆發的不定時炸彈。

◈ 醫病互信

醫病之間要建立互信關係，首先從醫師本身要重建誠信形象和本質，病患拜訪醫師前先要對醫師之專業和品格有所認知，而後才能虛心求教，全心託付，進而建立互信關係，共同解決疾病帶來的困擾，然而由報章雜誌可知，醫師本身不健康

的也不少，有的醫師有藥物成癮、變態、愛滋病、偷竊、欺騙、作假甚至犯罪之圖利行為，而以個人所處醫界親眼所見，同儕間有的自私自利、勾心鬥角、訓練不足、態度鬆散、欠缺道德感，可說比比皆是，但醫療行政單位對這樣不適任的醫師卻沒有約束力量，無法提出警告，任憑這樣的醫師胡作非為，穢亂醫界，甚至作出危害病患，造成病患一輩子身心傷害的惡行，其實在選擇醫師時，若事先得到該位醫師的評鑑資料，有助於院方任用參考，至少也有助於病患選擇醫師時作參考，以免遺憾。

然而醫界保守封建，外行人很難窺探真相，也無法得知醫師是否真的不適任，就算美國也有醫師評鑑網站，針對醫師專業方面考核評比，但是資料仍然膚淺，不夠充實深入，有待補強。須知醫界人才濟濟，另一方面其實也是龍蛇雜處，各懷鬼胎，如何找出真正可靠的醫師，除了靠口耳相傳外，還需要實證的基礎，深入了解醫師本身的專業興趣，特殊技術和人品道德。如果能將醫院評鑑要項整理，實施於個人績效考核之做法，長期追蹤，就能夠對醫師個人做公平考核。

◇ 醫師評鑑

在實際做法上，可以根據人事紀錄，前科紀錄，可靠人脈，媒體新聞知識庫以及個人訪談得知；至於對專科熟習程度，可

以經由遠距論文檢查系統，Pub-Med，Medline 清查個人學術上著作，且確認有無抄襲舞弊者，由於調查非公開，不足以構成洩密，造成當事人困擾，且評鑑自有客觀基礎，僅供病患作有事實根據的參考；況且經由這樣的系統，監測醫師之行為，有警惕作用，讓醫師知所收斂，醫療並非艱深，好人不一定是好醫生，但壞人一定是壞醫生。我們期待醫界設定醫師退場機制而不可得，站在保護病患的立場，我們先行設計了醫師評鑑制度，幫病患找到好醫師，也讓壞醫師知所警惕。

透過醫師評鑑制度建立，對臨床醫師施行長期追蹤，舉凡參政、打廣告、媒體曝光、乃至於出書等等在社會上嶄露頭角，而為吸引潛在病患注意者，皆應納入追蹤對象，收集資料，記錄其言行舉止，淘汰偏邪怪逆者，舉發優秀誠信者，以供病患選擇醫師之參考，另一方面，也能為相關產業界（包括學術、製藥、公衛等等）發掘到真正有用之人才。在為病患轉介醫師之後，仍要繼續追蹤病患滿意度和療效，並和對象醫師確認和討論改進，務必做到圓滿圓融的醫病關係，保持這樣互信互重的良好醫病關係，成為現今健保制度下醫療界的典範。

───── 參考資料 ─────

1. 《檢查你的醫師》，賴鈺嘉，晨星出版公司，1999。
2. 《找對醫院看對醫生》，夏樹，如何出版社，2001。
3. 《看病的第一本書》，陳永濱，原水文化出版，2005。
4. 《你的醫生在想什麼》，賓靜蓀，天下生活出版，2000。
5. 《誤診預防手冊》，林明慧，月旦出版社，1997。
6. 《如何活著離開醫院》，全嘉莉，時報文化，2004。
7. 《你也可以看懂健檢報告》，陳芸，綠的書店文化，2004。
8. 《醫師教你看醫師》，宋瑞樓，二魚文化，2005。
9. 《別讓醫院殺了你》，楊佳陵譯，商周出版，2006。
10. 《無效的醫療》，李中文譯，左岸文化，2006。

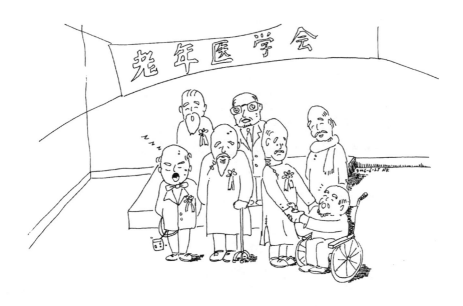

附錄：第二意見之我見

事實上，我個人常常幫人介紹醫師，在醫學界待了快三十年，我認識很多醫師，自然也能深入知道他們的底細，特別的是我經歷過不下二十家醫院，也熟知各家醫院經營的方式，我知道什麼醫院叫做「黑店」？什麼醫師叫做「無能」？也深知箇中高手，我知道就醫有門道，也是很多是不足為外人道也之祕密。

這其中，我曾幫家母找到醫師，也曾幫老師找到醫師，當然很多是透過朋友的拜託，我大多都能圓滿達成任務。其中有幾點訣竅包括：

1. 不能信任頭銜：很多院長和主任是不學無術，譁眾取寵的傢伙，而且病人多應酬忙，肯定不能給病人提供優質服務。
2. 品格高於一切：很多名醫的確有高人一等的功力，只是品格不佳，我們原以為找醫師如同找殺手，辦事付錢而已，沒有想到品格常常會在關鍵時刻出現，人格之好壞就在一念之間，沒有品格的名醫常常出狀況，終究不可信賴。
3. 團隊強過個人：我盡量避免拜託那些講求個人績效的醫院，並非這些醫院沒有好醫師，問題是這些醫院經營者唯利是圖，好醫師要不累死就是同流合污，一切向錢看，病人的權益就岌岌可危了。
4. 眼見為憑：可以依賴的醫師，他在開刀房裡的表現，在診間的表現，以及在與人應對之表現，包括對病人、家屬、

護士和其他醫師之態度，都讓我印象深刻，所以我可以衡量他的臨床能力。

5. 我的朋友：我介紹的醫師，都是我多年老友，他們和我認識多年，成為好友，我們互相信任，也接受彼此的委託，溝通無礙，也因此得到病人之信賴，達到我們共同期盼的結果。

現在健保體制下，醫病關係非常惡劣，病人根本鄙視醫生，只把醫生當作提供醫療服務的奴才，動輒以投訴教訓醫生，這樣的情況在我現在每天從事的急診職場屢見不鮮，甚至被醫院主管拿來當作考核和懲處的依據，讓我非常痛心與灰心。

慢慢的，我學會了應對之策，即所謂：「大隱隱於市，衙門好修行」。我冷眼看著這些醫療現場之鬧劇，暗中出手幫助一些可憐的病人，偶而也得陪著笑臉來奉承那些所謂的衣食父母的大爺，人在江湖身不由己，人性如此卑微，人類如此愚蠢，我也得承認也許這才是真實的人生。

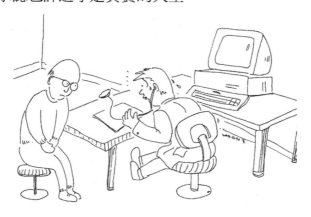

我想在健保破產前把病醫好。

人人可以長壽

　　人類生命的極限，估計為 120 歲，雖然隨著時代的進步，人類的平均壽命得以延長，但活至天年，無疾而終者卻不常見。這正是最近方興未艾的長壽學要研究的方向，如何健康而長壽，活出天年。

　　今天，我的病人王老先生的家屬送來一個大蛋糕，感謝我們在他院住院期間的照顧，我們也恭賀他，一百歲生日，對於一位出生於大清前朝，歷經民國初年、日本侵略、共黨作亂、播遷台灣以及民進黨亂政這些可怕的人生經歷，還能存活過來，真的很不簡單。

　　如果那樣的環境也能長壽，生活在現代的我們也應該可以長壽，根據世界三大長壽村人瑞的生活特質，可以找出達到長壽的共同條件包括：

1. 沖繩：終身的朋友，少食，生活積極。
2. 義大利：些許紅酒，分擔家務，吃當地的 cheese（乳酪）。
3. 加州：常吃堅果，安息日，有宗教信仰。

　　其共同特質為：

1. 不抽煙
2. 家庭為重
3. 社交

4. 蔬果與全穀食物

5. 積極生活

6. 規律運動，走出戶外

7. 控制血壓和膽固醇

　　現今健保，根據國衛院之研究總結，證實對於國人延年益壽功能有限，更遑論維持健康，只是提供就醫之便宜和便利而已。可見醫療只是延緩死亡，不能恢復健康，只有在健康時維持健康，治療於未發病之先，強化健檢找出潛在問題，及早養生才能預防疾病而且提早恢復健康，真正的健康。

　　所以，要長壽又健康，必須從生活習慣和環境來調整，及早發現並控制癌症和心血管疾病，再從身、心、靈來做調整，積極生活，相信人人就可以活到百歲，無憂且無病，其次，就是生活環境的整頓，喚起社會大眾的意識，改善生活環境，環境整頓包括環保、衛生與安全措施，來防止外在環境惡化影響健康。

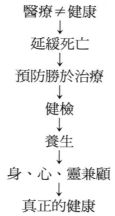

醫療 ≠ 健康
↓
延緩死亡
↓
預防勝於治療
↓
健檢
↓
養生
↓
身、心、靈兼顧
↓
真正的健康

固然，長壽者有遺傳，亦即有長壽基因之存在，有的人就是看來年輕，不易老化：好的膽固醇（HDL）高於劣質膽固醇（LDL），所以不易血管硬化；天生體質好，過了中年也不會得糖尿病，不會發福，不會高血壓，從小就極少生病，這是得天獨厚，若再加上生活環境與生活習慣之改善，癌症不易上身，長壽也就順理成章了。

　　更進一步要追求的是生活品質，如何活得久而且活得快樂。長壽若只是如同漫漫長夜般的無聊，那就失去了長壽的意義了。如何充實生活，終身學習，永保進取和快樂，如此長壽的人生，才是真正有意義的人生。

　　在日本，高齡安養已經成為社會一大負擔，高齡者自殺案例暴增，有的甚至人間蒸發，莫知所終。顯示其生活並不快樂，所以安養品質改善是高齡社會刻不容緩的課題。

　　同樣的，這些問題，很快地會出現在我們社會，必須及早因應以防患未然，最好是先從自我改造，改變觀念，改善生活環境，培養生活習慣，積極生活，一定要長壽，而且健康。

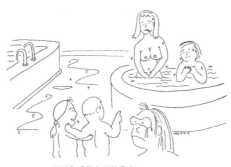

那種乳房最容易得乳癌。。。

─ 參考資料 ─

1. 《吃出免疫力》，孫安迪，民視文化，1999。
2. 《身體裡的 N 個秘密》，珍妮佛・艾克曼，天下文化，2008。
3. 《抗氧化物的奇蹟》，卡羅科曼，原水文化，2008。
4. 《健康食品停聽看》，顧佑瑞，書泉，2006。
5. 《感謝老天我得了癌症》，許達夫，天下文化，2006。
6. 《牛奶，謊言與內幕》，蒂埃里・蘇卡，商周出版，2007。
7. 《不一樣的養生法》，吳永志，原水文化，2008。
8. 《養生長青十法則》，約翰・莫利，美商麥格羅，2008。
9. 《陽光維生素 D》，侯金杏等，葉子出版，2005。
10.《營養與人生》，朱巧艷等譯，五南，2003。
11.《自然養生寶典》，陳龍根，讀者文摘，2000。
12.《科學人雜誌》，特刊 5 號，遠流出版，2007。

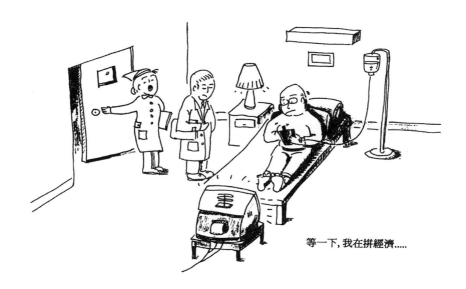

等一下,我在拼經濟.....

保健──永不休止的努力

　　全世界所有的職業，對我而言，都是副業，連我現在從事醫療這一行也是如此，和《生命中不可承受之輕》這本小說所言雷同，那麼，什麼才是正業？我時常反省。

　　除了自己的人生，還有什麼比這個更重要？沒有生命沒有自我，還剩下什麼？請不要拿宗教來唬弄我，我並非教徒更非出家人，她們一了百了，可說是六親不認，而我是有家庭的普通人，我們和出家人是不同世界的人，各有所圖，其實各走各的路，沒有什麼是非好壞對錯。

　　我的人生是藝術，所以我學畫畫、學音樂、寫作，我的生活有繪畫也有音樂，人生也應該是充滿藝術，雖然很多人很謙虛不敢自承，但是藝術的的確確充滿在每個人的生活裡，每個社會的角落，只要我們傾聽，到處都有音樂，駐足欣賞，有巧思、有創意、有美景，人生本是藝術。

　　我現在的職業是醫師，用來養家活口，其實和一般行業一樣，只是門檻比較困難，我能通過門檻和挑戰，證實我的能力高人一等。而且醫療可以救人也能助人，讓我感到光榮而自傲。我時常想我的老師，門田守人博士告訴我：「醫學是藝術」，其實任何行業做到極致，就是藝術。

　　可是醫療這個行業，落入健保宰制的時代，就失去了它原有的尊榮，不再自由，所以不再是自由業了。很多企業甚至宗教團體趁機切入，奴役醫護人員以滿足私慾，予取予求，讓醫護人員敢怒而不敢言，生活在悲慘和專制的醫療職場裡，沒有自由，沒有自尊，何來快樂？所以除非自欺欺人，現在已經沒有以醫療自滿，還能以醫療感到快樂自由的醫護人員了。

　　醫療本是奢侈品，古來只有皇帝和貴族才得享受醫療服務，放任民間以草藥自生自滅。曾幾何時，中產階級興起，民智大開，商業興盛，而讓醫療開始為富人服務，其後民主運動勃興，醫療也開始為平民服務，而今有健保之推展。當醫療開始為民主服務後，這一行就變成大眾化、通俗化，而品質之維持變得很困難了，天下沒有白吃的午餐，醫療也是如此。

　　醫療品質的維持，不能只靠市場或是財團，自由市場是很現實的，財團更是嗜血牟利毫不手軟，最後歸根究柢要靠政府或社會的力量，全民健保是大家的福利，政府要出錢來維持健保品質，因為健保是政府推出來的政策，當政府拿不出錢，而健保又得硬撐時，除了耍賴不給錢，七折八扣核刪之外，只有期待社會的力量來拯救。什麼是社會的力量呢？只有非營利導向的團體，才能真正做到，我們原本寄望殷切的公家醫院和宗教醫院，可以發揮捨己救人的力量，只是宗教醫院大多打著羊頭賣狗肉，公家醫院則是官僚氣息嚴重，他們真是辜負了社會的期待，背棄了創院初衷，令人惋惜。

在健保時代行醫，我發現健保之極限和偏差，企圖以醫療來延年益壽是謊言，對健康助益有限，只有便宜和方便就醫而已，而醫療機構唯利是圖，能省則省，遇缺不補，導致醫療品質低落，傷害許多醫護同仁和病人權益。有的醫護人員開始退縮，採取不合作主義，或是採取防禦型醫療，更加重醫療品質敗壞和財政赤字之惡性循環，最後受害的還是社會大眾與病人。

　　我們要追求真正的健康，如同凡人追求真愛，教徒追求真正的神（雖然每個教主都自稱得道真主），然而真正的健康來自於自覺，治療應開始於疾病之未發，所謂善戰者無赫赫之功，所以良醫不應只是治療疾病，應該防止疾病發生，衛生保健才是維護健康之首要工作。

　　我們這個時代比孔子那時好多了，我也和孔子一樣周遊列國；比司馬遷那時好多了，我也和司馬遷一樣受盡閹割的羞辱，比蘇東坡那時好多了，我也和蘇東坡一樣能夠苦中作樂，我們都一樣，擁有讀者和學生，給我歡喜給我憂煩，教學相長安撫我失落的心，讓我感覺我的存在並非笑話，因為我發現了人生真相，雖然真相往往醜陋而難堪，但卻是改變的第一步，這個社會，這樣的環境，的的確確需要改變。

　　人生原本沒有那麼多疾病，因健保帶來醫療之濫用，醫療原本是專業，因濫用而自貶其身價。所以可知，健保是社會福利政策，卻並非個人健康的保證。保健來自於自我的覺醒和努力，行醫並非經商，應放下行醫致富的幻想，才能心平氣和，安心致志，醫師要和病人一起努力，活得健康而平安。

參考資料

1. 《救命飲食》，柯林・坎培爾，柿子文化，2008。
2. 《生命中不可承受之輕》，米蘭・昆德拉，皇冠出版，1999。
3. 《陽光維生素 D》，侯金杏等，葉子出版，2005。
4. 《牛奶，謊言與內幕》，蒂埃里・蘇卡，商周出版，2007。

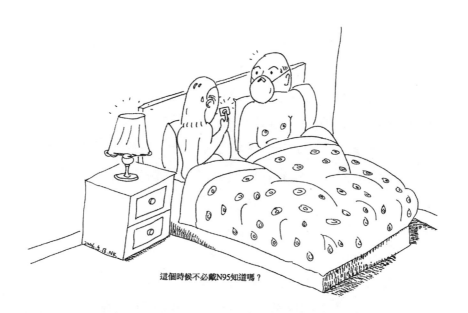

這個時候不必戴N95知道嗎？

後　記：

健保危機與保健之道

　　這本書主要是談健保實施後，醫學界發生的質變和量變，對醫病關係與醫療品質之影響，而提出個人的建議，我個人雖然時常指責健保，無論是在課堂上或是醫院裡，但是，事實上我個人蠻感謝健保。

　　我上一代的醫師們，他們的醫療生涯其實是很苦悶很灰白的，社會給他們很高的評價，擁有很高的收入，相對的，他們也付出了一輩子。要不是守著個診所，全年無休的經營以養家活口，就是在大醫院裡過著白色巨塔的生活直到退休，他們生活很單純，工作很忙碌，日復一日，為病人和家人奉獻，鞠躬盡瘁，直到老死，如此一生。無私無我，可是我不喜歡這樣。

　　拜健保之賜，行醫致富成為神話，醫生的待遇大不如前，醫生的地位也每下愈況，實在沒有鞠躬盡瘁的必要，也很難靠著一種專長謀生，我個人原本是一般外科，後來轉行到急診，然後又轉到加護病房，再回頭到急診，這固然是待遇導向，卻也讓我得以周遊列國，增廣見聞，結交良友，我學習到很多上一代醫師無可比擬的專業素養和難以想像的人事歷練。

　　因緣際會，我輾轉在二十幾家醫院待過，由醫學中心、區域醫院、地區醫院，乃至於個人診所都曾兼職過，目睹醫學界各家醫院經營之手法和醫療生態，從而理解到各醫院為了求生而作假帳、裁員、搞自費、壓榨醫護人員等等行為，我雖然不苟同，但是在周遊列國後發現，這原是普世現象，連滿嘴仁義道德的宗教醫院亦不能免，人生如此卑微，理想和現實難以苟合，現實上，我們都得活下去。

　　然而這樣的環境，對我個人來說，反而是如魚得水，我原本不是呆板的人，除了醫學之外，我還有其他嗜好與專長，我知道醫療這一行既然已經走入紅海，很多醫界同儕轉向法律或是 EMBA，力圖絕地反攻，我反其道而行，樂得另闢桃花源，我開創醫林漫畫於醫師公會，從單格畫到四格漫畫，由黑白畫到電腦彩色，還出版單行本《醫林漫畫》，畫畫原是我的最愛，所以感覺非常有成就感。

　　我從小就喜歡音樂，小學曾是合唱團男高音團員，先父當年曾許諾要讓我學小提琴，因為家裡食指浩繁而作罷，結果讓我等到了現在，已經五十歲了才開始練習，還是學得有模有樣，每天練琴不間斷，就這樣一邊看書，一邊寫作，一邊拉小提琴，這樣的生活，讓我很開心。

　　我好像寫日記一樣的每天筆墨耕耘，並且經營「醫林漫話」部落格，在大學裡開創健保和急救相關通識課程，在這樣教學相長的環境裡，我其實獲得的比傳授的多得多，所以集腋成裘，完成這本書的寫作，這是本對醫療人員和病人都有啟發作

用的著作,我很高興也很驕傲,費時三年,一字一句,終於完成,我看到健保下的醫療實況,我學會如何在這樣的環境裡生存,我也提出建言給醫護同仁與病人,心願已了。我很樂觀的相信,健保不會倒閉,會永續經營,全民健康得以普遍提升,只要努力充實和堅守分際,醫病皆能得到雙贏,人生會更加光明、快樂,而且充滿希望。

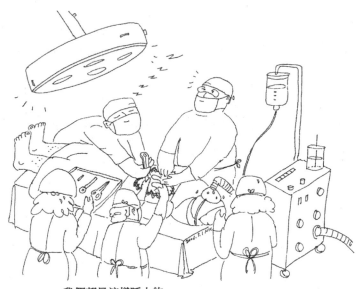

我們都是這樣睡大的..........

重點整理

一、民國 73 年 7 月，台灣開始執行 B 型肝炎預防注射計畫，為世界首創國家級抗肝炎計畫。台灣國病 B 型肝炎，人口超過 90%感染，其中 20%為帶原者，總數約三百萬人，這些人中男性有 50%女性有七分之一將來會變成肝硬化或肝癌。在 B 型肝炎疫苗注射後十年，明顯見到成果，十歲以下兒童之 B 型肝炎帶原率從過去的 10%降到現在之 1.5%，年輕型肝癌也日趨罕見了。

二、民國 83 年，公佈全民健康保險法，84 年成立中央健康保險局開辦全民健保。根據統計，國內民眾每年就診次數到達十四次，但是其中 30%其實是沒有必要的就醫，只是浪費金錢和時間而已，如何把健保資源用在最需要的疾病防治上，是我們健保維繫存亡最需要思考的地方。

三、民國 92 年爆發國內首例 SARS，紛擾近半年，於 92 年 7 月自 SARS 疫區除名。

四、民國 94 年 1 月，台北市仁愛醫院急診爆發邱小妹人球案，彰顯市立醫院急診內鬥醜聞，經營之缺失與緊急醫療網之漏洞。有關邱姓小妹人球案，發生於民國 94 年 1 月，一名失業男子在酒醉後痛毆小孩造成多處外傷，被送至台北市仁愛醫院急診處置後，因為加護病房無床而需轉院，但是

週遭醫院均回報滿床拒收之下，急診醫師做出轉院中部醫院之決策，經報端揭露引發滿城風雨之邱姓小妹人球案，市醫急診醫師歸罪於附近醫院拒收病人，且把責任推給未到場的神經外科住院醫師和加護病房護理長，引發院內各科不滿抗議，除了彰顯市立醫院管理疏失，主管無能昏庸，更連累許多醫護人員處分外，也引發民眾對於健保體制下醫護員倫理教育缺失之質疑和對市立醫院之觀感惡劣。

五、台灣目前公告根絕的疾病有小兒麻痺症，天花，霍亂，鼠疫，狂犬病和瘧疾。

六、民國96年時，台灣現有十二家醫學中心，包括台大、北榮、國泰、新光、馬偕、亞東、慈濟、長庚、彰基、中榮、成大、奇美，主要集中北部，病患群集而至，門診爆滿，急診癱瘓，造成醫界畸形發展，中小型醫院紛紛倒閉之慘狀。

七、事故傷害，是年輕人最大的殺手，也隨著時代的進步而慢慢有所改善。比如民國86年起強制騎機車佩戴安全帽，就能有效的改善機車車禍伴隨的頭部外傷致死之悲劇，但是並沒有改善機車肇事率，機車車禍仍然很多，證明避免機車肇事率，在於增加大眾運輸系統，拒絕騎乘機車，才能避免機車肇事，而加強勞工安全檢查與職業傷害防治，也能減少勞動人口之事故死傷。

八、治療疾病，不一定要靠藥物，身體原本就有恢復能力，只要阻斷治病因子，防止其擴散增長，再加上營養補給，增加免疫力，改善生活環境，遠離病因，就能克服絕大多數

　的疾病。當然，心理健康以及信心也是很重要的因素。老
　祖宗就是依賴這樣的療法以至於今。真正用到抗生素和疫
　苗來防治疾病也不過是近百年來才有的做法。

九、醫療本是一門稚齡的科學，很多技術仍待改進、很多現象
　　無法解釋、很多疾病至今仍是絕症，病患和家屬自己要先
　　能認知，在醫療上固不應自暴自棄，也不能抱持過度的期
　　待，而是須盡力為之，且全力防範和減少錯誤，讓病患與
　　家屬一起參與醫療過程之決策，共同承擔醫療的責任，而
　　平心靜氣的接受醫療的結果。

十、醫院主管應以建立安全，效率和品質的醫療環境為職志，
　　所謂的安全是要保障就醫的安全，包括醫護人員和病患，
　　而效率在於以有限的資源做最大的運用，從診療動線，應
　　軟、硬體改善，人員訓練來著手，提升品質在於醫療品管
　　之外，醫護人員生活品質，也須兼顧。衛生署有鑑於醫療
　　安全的重要，特別訂定民國 93 年為病患安全年，加強宣
　　導和執行醫療行為之安全。

十一、美國國家醫學研究所（institute of Medicine）於 1999 年
　　　出版了一本書，書名為「To Err Is Human」，即「人會
　　　犯錯」，明白指出犯錯原本人性，並不可恥，但有錯不
　　　改，不能從錯誤中學習，才是大錯。

十二、國人超愛看病，平均每人每年就醫次數高達 14.8 次，
　　　其中 3.6 次只是小感冒，卻讓健保支出多花了新台幣兩
　　　百五十億元，所以建議民眾加強自我健康管理，感冒時

多喝水多休息，並且參考健保局放置在健保局全球資訊
網「上呼吸道感染自我照顧手冊」，以杜絕醫療資源的
浪費。

十三、就醫策略擬定，包括建立基本醫療常識，結交醫界友
人，利用關係背景，聘用醫療顧問，回歸最熟醫院，
凡此種種，必須重新檢討，建立有效的就醫方式，避
免採購式醫療，其中包括在就醫前最好建立基本醫療
常識，請教醫界友人意見，利用關係背景，聘用醫療
顧問，回歸最熟悉醫院等等做法，至於派下一代從醫，
或是投資開醫院等等皆非常人可以做到，並非很實際
的方法。

十四、生病不是個人的事，影響全家人，甚至拖累一家生
計，這樣悲慘的例子俯拾即是，不論古今中外。一文
錢逼死英雄漢，在全民健保實施以前，不知有多少家
庭是被疾病拖垮的，然而健保實施後，固然給國人帶
來醫療之便利，但是制度導引行為，也造成醫療浪費
和財政透支的問題，更因此帶來醫療品質的墮落。由
是而有二代健保之規劃。可是改變國人就醫觀念，以
及改善醫病關係，還是得靠社會教育之推廣，於是乎
透過通識課程，教育年輕的下一代，便成為本課程立
論之基礎和使命。

十五、透過醫師評鑑制度建立，對臨床醫師施行長期追蹤，舉
凡參政，打廣告，媒體曝光，乃至於出書等等在社會上

展露頭角，而為潛在病患注意者，皆應納入追蹤對象，收集資料，紀錄其言行舉止，淘汰偏邪怪逆者，舉發優秀誠信者，以供病患選擇醫師之參考，另一方面，也能為相關產業界（包括學術，製藥，公衛等等）發掘到真正有用之人才。在為病患轉介醫師之後，仍要繼續追蹤病患滿意度，並和對象醫師確認和討論改進，務必做到圓滿圓融的醫病關係，保持這樣互信互重的良好醫病關係，成為醫療界的典範。

十六、減肥的方式很多，市面上很多診所和減肥中心大行其道，奇招百出，常常爆發糾紛，主要是減肥結果和個人期待有落差，根據專業判斷，很多減肥方式其實都不可靠，其中最基本最有效的還是在於個人之飲食習慣之節制和養成。

十七、由於發現幾種成人病包括糖尿病、高血壓、高血脂和肥胖常常同時發生，所以根據 WHO 重新定義，而有新陳代謝症候群這種新醫療專有名詞出現，也就是俗稱三高症候群。

十八、糖尿病是越來越常見的慢性病，必須長期控制，無法痊癒，若是不好好控制，會有些慢性病變，包括腎臟、心臟血管、視網膜、神經感覺等病變、造成糖尿病足壞死、視網膜剝離、心血管疾病、中風、尿毒症等等後果。而且在急性併發症方面有酮酸血症（CDKA）和高滲透壓高血糖症候群（HHNS）出現。

十九、健保下醫療現況,雖然給社會大眾帶來就醫方便和便宜,但是對於傳統科別給付劾刪,醫界競爭排擠之下,大醫院爭食門診和簡單好賺的美容減肥項目,以致於內外婦兒四大科萎縮,小醫院倒閉,造成很多醫師流離失所,或改行或兼營異業,民眾雖然對健保滿意度頗高(70%),但是實質上對於國內醫療水準和國民健康提升這方面效果有限。

二十、由全國十大死因來看,各種慢性病防治是現代衛生必須加強的重點,但是對年輕人來說,事故傷害雖然有逐年減少趨勢,但是仍不可忽視,特別是四十歲以下人口,事故傷害死亡特別常見,可說是年輕族群之首要殺手,而這些人正是家庭經濟之支柱,社會經濟之主力,事故傷害對於社會經濟和家庭都造成無法估計的影響。

二十一、台灣於民國 73 年開始執行 B 型肝炎預防注射計畫,針對 B 型肝炎國病全力防制,在 B 型肝炎疫苗注射後十年,明顯見到成果,十歲以下兒童之 B 型肝炎帶原率降到現在之 1.5%,很少再見到母子垂直傳染情事,也大大的改善了年輕人罹患肝癌之不幸事件,相對的,C 型肝炎反而逐年增加,如同日本一樣,可能和藥物濫用行為有關。很遺憾的,生不逢辰,沒有打到疫苗的民國 73 年以前出生者,罹患肝癌之可能性,尤其是 B 肝帶原者,仍然很高。

二十二、有關治療疾病之正確觀念，猶待社會教育來改善，比如民眾就醫時總是要拿藥，其實很多疾病治療不一定非藥物不可，本身之生活習慣和信心建立也很重要，過度依賴藥物，迷信名醫，造成就醫行為之偏差，反而妨害了疾病之治療，甚至傷身，可說是得不償失。

二十三、保障就醫的安全，須注意保障醫護人員和病患之健康與安全，應該從診療動線，軟硬體改善，人員訓練來提升品質，衛生署有鑑於醫療安全的重要，特別訂定民國 93 年，為病患安全年，從防止跌倒，醫療失誤，針扎防治等等方面來宣導以求改善。

二十四、有關醫療疏失防治，謹遵標準流程為首要防治步驟，加強教育，但是我們發現，無論如何小心也無法將疏失降到零，應建立無罪通報制度，必須在結構上來做調整，而且需要醫院高層應及早介入，主動協調。過去總是歸罪個人，殺雞儆猴的做法其實是很不人道而且缺乏效果的做法。

二十五、新興疾病之產生，很諷刺的，有時和人類回歸大自然，和大自然野生生活接觸有關，這其實無關乎道德或政治理念，也不能說是好心沒好報，疾病發生和傳染病並沒有如同宗教那樣輪迴報應之見證，而和國際交通便利，藥物濫用，病毒突變等等因素息息相關。

二十六、全民健保後醫療體系的變化，可以看到病人蜂擁至大醫院，小醫院反而門可羅雀，必須改組或是外包才能

生存，由於健保剋刪濫行，造成醫療品質低落，內外
兒婦科醫師萎縮，反而小科大行其道，對於重大傷病
防治造成不利影響，人球案必然變本加厲更加猖獗，
民眾在不知不覺中喪失了就醫權益，而醫院在成本考
量下大舉裁撤人事，造成醫護人員流動率增加，不利
於醫療品質之維護，而有種種醫療疏失發生，最後受
害者還是歸到病人身上。

二十七、有關癌症敘述，主要來自於 DNA 突變，造成異常細
胞增生，進而侵犯身體，轉移和蔓延，老人家癌症較
常發生，故學者專家有人建議將癌症定位為一種慢性
病。癌症治療需要團隊合作，由於觀念偏差，國內癌
症治癒率不超過 30%，和國外水準 50%以上有相當
落差，值得注意，必須積極從教育著手，改善生活環
境和飲食習慣，並且加強對常見癌症必如肝癌和肺癌
之研究，找出其中相關因子，來研發防治之道。

二十八、個人疾病對家庭的影響，可分幾個層面來看，包括經
濟、情緒、感染、生活作息、生活環境等等，證實個
人無法脫離家庭，和家庭成員互動與健康息息相關。

二十九、過勞死正式名稱為職業引起急性循環系統疾病，由於
工作時間過長，勞動強度加重，心理壓力過大，導致
筋疲力盡，引發身體潛藏疾病惡化，危害健康，或甚
至導致死亡的過程，絕大多數猝死來自於心血管疾
病，造成中風或是心肌梗塞而突然死亡。

三　十、猝死的盛行率，美國每年有二十五～四十五萬人猝
　　　　死，依勞委會統計，台灣地區近十年來，有六千餘名
　　　　勞工在工作中喪生，四萬三千餘人造成終身殘廢，傷
　　　　病人數更達廿四萬五千餘人，台灣勞工工時每週平均
　　　　為四十三小時，僅次於香港和印度，世界排名第三，
　　　　工時過長帶來慢性疲勞，引發疾病，甚至猝死，死因
　　　　多為心臟病（VT or VF），其中大部分是負擔家計的
　　　　中年人，不限階層，不分男女，其所造成之社會與家
　　　　庭之損失，難以估計與量化。

三十一、災難的定義是人類與其生態環境間，因為自然或人為
　　　　力量，造成巨大衝擊，醫療資源失衡，使得社區必須
　　　　採取非常作為，且需要外來資源才能應付。相對的，
　　　　大量傷患的定義是醫院內遇到同時之間大量傷患擁
　　　　入，超過醫院本身能力可以應付的極限。

三十二、防疫資訊來源包括醫師定點通報（透過傳真和網
　　　　路），各地醫院，學校，衛生所護士，各地連鎖藥局，
　　　　報章媒體，網路傳播，防疫醫師現場調查，自動化症
　　　　候群偵測系統。

三十三、醫院院內檢傷分類為四級，最近已改成五級，第一
　　　　級為病況危急，應立即處理，家暴也算，第二級為病
　　　　況危急，雖無立即生命危險，但生命徵象異常，應
　　　　在十分鐘內處理，如裂傷出血，咬傷，第三級為符
　　　　合急診條件，不屬於第二級，應在三十分鐘內處理，

如擦傷，至於第四級為不符急診條件，可延後看診或勸說轉門診。

三十四、災難檢傷分類原則和醫院急診檢傷不同，其原則為先救垂危但有存活希望，多次檢傷分類，急救要抓重點，不必在一個病人身上搞太久，發現病人心臟停止則放棄，明顯感染者要隔離。

三十五、創傷後症候群 Post-traumatic stress disorder 為遭受巨大災變後心理創傷，引發憂鬱、退縮、暴力、自殺行為，災變後心理反應三大因素 1.災害本身 2.性格特質 3.災後境遇，造成負面情緒，信念轉變，需要及早身心調適，情緒處理，專業心理輔導，以期回歸常態生活。

三十六、防疫策略最理想做法次序為，1.決戰境外，派遣專家到國外防疫，2.海關檢疫，阻絕境外移入，3.社區管制，封鎖感染社區，4.醫院隔離，指定感染醫院，5.個人保護措施，居家隔離。

三十七、個人在災難防治策略包括憂患意識，救急背包——儲糧、現金、收音機、電池、飲水、瑞士刀。狡兔有三窟，危邦不入，亂邦不居——加州、埔里、信義區、神戶斷層帶有危險性，不適人居，平時要有生命財產保險，身心鍛鍊，因為災難無所不在，配合專家施行居家安全檢測，自救人救，自助天助。

三十八、所謂社區醫學，是指社區醫院和診所成醫療網脈，結合地方資源和當地特色，考評資料雙向溝通，兼顧學

理和實用，配合當地人文走入社區，以增進醫病互信關係，有利於全民健保經營，是全民健保最為鼓勵的醫療方式。也成為近年來醫學教育之主要目標。

三十九、家庭醫師為社區健康之守護神，以社區醫院為中心，組成社區醫療網，除了自家診所業務外，還要走出診間，肩負診療，諮詢，教育和服務之角色，為了充分利用社區醫院資源和熟習其業務，每週固定時間在社區醫院看診。又在附近大醫院開診，維繫轉院關係，有重大疾病或需開刀者轉診至社區醫院，可說是社區醫療發展最好的模式。

四　十、家庭醫學是家庭醫師的養成教育，家庭成員是其醫療照顧的重心，這種以家庭醫學為中心的醫療照顧體系，能夠讓每個家庭都能獲得基本的保健醫療照顧，非純營利機構，而是互利、教育、服務、諮詢和健康管理的家庭專用醫師。

四十一、天才與瘋子原本一線之隔，過與不及都非正常，精神病也是疾病的一種，和感冒時有咳嗽，流鼻水的症狀一樣，精神病的症狀也只是疾病的表現，所以應該以疾病來面對，沒有罪惡或是非對錯問題。只有偏見和歧視觀念需要矯正。好的環境，可以讓精神病人也能發揮長處，然而為了阻絕不良基因，需慎選配偶，宜多交往，拜訪對方家庭，建議晚婚為佳，真遇到精神病患家庭，則需學習面對減少傷害。

四十二、精神病對家庭當然有影響,本課程之目的在於論證精神病之普遍性,在於過猶不及之間,就像一般所知的痔瘡和高血壓疾病一樣,沒有什麼丟人現眼,只是帶來不便,需要治療而已。就是因為社會對精神病之歧視和誤導,讓很多原有天份和潛力的精神病患被約束被埋沒了,這是我們社會亟待教育的地方。其實廣義來說,暴力傾向,煙癮,酒癮,失眠等等都是精神病,若是不能矯正就會帶來傷害,除了心理治療和藥物以外,自覺與觀念之導正,對於精神病之防治也很重要。

四十三、憂鬱和憂鬱症不同,憂鬱可以自省,我思故我在,對於身心提升有益,甚至可以引發創作靈感,但是憂鬱症則帶來傷害,憂鬱症會導致自殺,而且骨質疏鬆、心臟病和中風機率都高於一般人兩倍以上,憂鬱症可以心理諮詢和藥物治療,抗憂鬱症藥物不會上癮,副作用低,有助於改善人格與人際關係,比如百憂解和更新藥物相當有效,甚至被稱為心理整型藥。

四十四、精神病流行病學,全世界智能不足者一億兩千萬,憂鬱症一億,各種精神病四千萬,精神官能症占人口5%,老年人 20%有失智症,精神分裂占台灣人口0.3%,其他——抽煙,酒癮,藥癮,暴行——家暴,飆車,反社會行為,都是廣義的精神病。

四十五、天才創造力產生的條件——活得夠久,有訓練機會,要有材料和設備,要有時間和體力,不受干擾。

四十六、失眠治療之方法，包括治療病因，改變工作型態，
　　　　良好睡眠環境，學習放鬆，若改善了上述原因仍不
　　　　能入睡，則考慮服用安眠藥。安眠藥並不是睡不著
　　　　才吃，而是要規律性天天吃，逐漸加量達到良好睡
　　　　眠為止，情況穩定後再逐漸減量。

四十七、癌症的發生來自於病毒、霉菌、射線、化學致癌劑等
　　　　是癌細胞的「教唆犯」，引起細胞遺傳物質 DNA 突
　　　　變的致癌物，DNA 就發生突變，改變遺傳的性能。
　　　　當細胞分裂繁殖時，下一代子細胞接受了錯誤的信
　　　　息，形態就發生了變化，成為癌細胞，躲過免疫追殺，
　　　　慢慢地發展成癌細胞集團，由於癌的潛伏期長，所以
　　　　癌症病人以老年人為多，可視為慢性病的一種。

四十八、有關乳癌，90%的乳癌是自己發現的，往往太遲了，
　　　　應鼓勵健康檢查，透過先進儀器和專業檢查可以提早
　　　　發現。並非只有女性才有乳癌，男性罹患乳癌死亡率
　　　　更高更危險。四十歲以上婦女、家族罹患乳癌病史、
　　　　乳房受到射線照射、初經較早或停經較晚者、超過三
　　　　十歲生頭胎等婦女，是乳癌高危險群，因此應於三十
　　　　五歲起定期檢查，一般婦女則於四十歲起做第一次乳
　　　　房 X 光攝影，而後以超音波及 X 光攝影交替檢查，
　　　　五十歲後篩檢則以乳房 X 光攝影為主。

四十九、世界衛生組織警告，人與社會之間的疏離感，導致自
　　　　殺成為全球主要死因之一，世衛組織呼籲各國，應透

過提高自殺危險群的自尊、和社會聯結感等作法，
預防自殺悲劇的發生，自殺佔全球死亡率的百分之
一點四。據統計 2001 年，全球共有八十一萬人因
自殺而死，比被謀殺的五十萬人和戰死的二十三萬
人加起來還多。

五　十、現在對老人的定義是年齡在六十五歲以上，一般屆
齡退休的年紀，也是可以取得老人優惠證明的時
候，所謂老化社會是指整個社會超過六十五歲者佔
總人口 7%以上，而老年社會則是指超過 14%以
上，在日本，美國以及西歐各國高度文明國家即
是，所謂老化指數是指從 7%到 14%所花的年數，
所以日本老化指數最快，僅二十五年，預估台灣為
二十六年。

五十一、台灣衛生署 2003 年全民健保醫療統計，老人佔西醫門
診人次之 19.11%（平均 24.6 次／人／年），將近一般
人兩倍，一方面顯示老人重視健康，而且健康狀況不
佳，也顯示老人照護系統欠缺，就醫浮濫，需要改進。

五十二、外在環境如照明設備不足、衣著裝備不適，以及居家
生活環境不良，都是造成老人家容易受傷的因素。老
人意外傷害的原因以跌倒最常見，往往造成骨折；而
外傷致死以車禍最多見，顯見我國交通秩序之紊亂，
不適老人安居。其他原因有燒燙傷、背痛乃至於自殺
等等。至於外傷的型態則以骨折、鈍挫傷、撕裂傷和

　　　燒燙傷為主，須提防隨之而來的心肺衰竭、內出血、
　　　血管阻塞和傷口感染等後遺症。

五十三、根據 2005 年統計，我國老人 65%有慢性疾病，其中
　　　心血管疾病占 55%，為最常見，老年住院病患十大
　　　死因依序排列如下：肺炎流行性感冒、意外傷害及藥
　　　物作用不良……等，佔所有死亡率之 5.4%，其中 15%
　　　是事先可以預防的。美國每年四萬人死亡肺炎、二萬
　　　人死於流行性感冒，其中 85%為六十五歲以上之老
　　　年人，而疫苗注射可使死亡率降低一半。因此建議老
　　　年病患應立刻施打疫苗，疾病管制及預防中心
　　　（Center for Disease Control and Prevention）擬定包
　　　括老年人在內的高危險群疾病患要有 80%注射率的
　　　計劃，才能真正的達到預防的效果。

五十四、老人疾病特點為 1.合併慢性病。2.就醫延遲。3.惡化
　　　快復原遲。4.住院期間較長。5.生活無法自理。6.死亡
　　　率高於一般五倍。7.併發症多。8.預後不佳。9.病後仍
　　　需長期照護。

五十五、老人失智症最常見為阿爾茲海默病與血管性失智
　　　症，發生率美國 0.9～3.4%，台灣 2%，隨年齡增加而
　　　增加，記憶障礙最早發生，和營養無關，所以貴為元
　　　首夫人的美國總統夫人南西也罹患失智症，由發病至
　　　死亡約 8～9 年，台灣則更早，顯示我國對於老人失
　　　智症之照護，還有很大改善之空間。

五十六、有關帕金森症，其發生率 0.1%，六十五歲以上老人
　　　　1%罹患，近年有有年輕化趨勢，很多中年人開始就
　　　　有症狀，包括緩動症、顫抖、肌肉與關節僵硬、撲克
　　　　臉、失去平衡感易跌倒，造成身體肌肉協調動作異
　　　　常，及早治療可以改善症狀，延緩惡化。

五十七、老者安之策略，在於社會安全制度之建立和執行，比
　　　　如強制老人年金儲蓄制度，老人年金只有老人供養專
　　　　用，不得兌現，不得代領，死後取消，就能杜絕弊端。
　　　　社區安養設計以實現在地安養，可以作為機構式安養
　　　　另一選擇，推動老人醫護專科發展和照護專業訓練，
　　　　擴大健保給付老人傷病和預防醫學範圍，由教育，制
　　　　度到執行，達到老者安之的大同世界。

五十八、健康又長壽之決定因子在於基因，熱量限制，事故防
　　　　治，感染預防以及良好生活習慣和生活環境，以防止
　　　　慢性疾病。

五十九、安樂死實施的條件在於 1.病人自願，2.良好醫病關
　　　　係，3.疾病無可救藥且痛苦，4.確認病痛非照顧不周，
　　　　5.醫界同儕諮詢，6.書面同意。但是目前在國內仍然
　　　　違法，即使在歐美各國，也常引起很多糾紛。

六　　十、拒絕治療和急救同意書，應該隨著家屬同意，將插
　　　　管，電擊，心肺按摩，藥物，氣切，其他侵入性療法
　　　　等項目，分開處理，也應隨時應時況做調整，讓急救
　　　　或是值班醫師在採取搶救措施時，有所依據。

六十一、目前醫院急診對於到院前死亡病人之心肺按摩，大人約做三十分鐘，溺水或是小孩則做更久，沒有幾家醫院能夠提供葉克膜之維生系統，當急救告一段落仍未恢復心跳血壓，或是血壓心跳小於五十，則很難起死回生，在家屬同意之下，可以宣布死亡，停止急救措施。

六十二、安寧療護的精神在於收治瀕死病人，免除疼痛，學習生死過程，讓全家人一起參與，兼顧身、心、靈之協調，並非消極等死，而是積極的來面對，全家人一起處理人生之最後歸程。

六十三、目前健保對於安寧療護之給付包括癌症和漸凍人兩項，其他則需自費，所以民眾必須謀求額外的健康保險以因應之。

六十四、全民健保是台灣特有的社會福利制度，和其他先進國家比較起來，保費率低，給付範圍大，保障優厚，對民眾而言可說是穩賺不賠的德政。只是醫療這一行原本資本與人力密集之行業，病人、醫護人員、醫院和健保局之權益，必然在鬥爭激烈而後取得一種妥協和平衡。

考題

一、選擇題

1. 目前唯一證實有效的長壽之方為：
   A.運動　B.限制熱量　C.有機食品　D.信教

2. 台灣的全民健保何時開辦？
   A.64 年　B.74 年　C.84 年　D.94 年

3. 健保開辦至民國 96 年時，台灣現有各級醫院何者影響最大（倒閉連連）？
   A.醫學中心　B.區域醫院　C.地區醫院　D.個人診所

4. 有關居家安全防治，以下何者為非？
   A.要注意小、尖、長、濕　B.燒燙傷急救首先要沖水
   C.滅火器要放在廚房裡　D.熱水器要裝置於戶外通風處

5. 健保推行後發生的副作用以下何者為非？
   A.醫療糾紛增加　B.假藥橫行　C.自費項目增加
   D.醫護人員滿意度高

6. 醫院急診檢傷分類中不符急診條件，可延後看診或勸說轉門診是第幾級？

A.第 1 級　B.第 2 級　C.第 3 級　D.第 4 級

7. 所謂就醫的安全，以下何者為非？

A.包括醫護人員和病患　B.醫護人員生活品質也須兼顧
C.衛生署有鑑於醫療安全的重要，特別訂定民國 73 年為病
患安全年　D.美國國家醫學研究所 1999 年出版一書《人會
犯錯》承認犯錯難免

8. 台灣開始執行 B 型肝炎預防注射計畫？

A.民國 63 年　B.民國 73 年　C.民國 83 年　D.民國 93 年

9. 在 B 型肝炎疫苗注射後十年，明顯見到成果，以下何者為誤？

A.十歲以下兒童之 B 型肝炎帶原率大幅降低　B.年輕型肝
癌也日趨罕見　C.老人肝癌也同時減少　D.C 型肝炎增加

10. 有關邱姓小妹人球案，何者為誤？

A.民國 94 年 1 月發生　B.台北市和平醫院急診醫師處置失
誤　C.彰顯市立醫院急診管理缺失　D.北市衛生首長引咎
下臺

11. 有關治療疾病，以下何者為正確？

A.一定要靠藥物　B.信心也是很重要的因素　C.感冒要吃
抗生素　D.看病非大醫院不可

12. 根據 WHO 重新定義，我們將新陳代謝症候群涵蓋以下症狀，除了哪個以外？

A.高血壓　B.高血糖　C.高血脂　D.高尿酸

13. 就醫策略擬定，有哪一項是緩不應急的？

A.結交醫界友人　B.建立基本醫療常識　C.回歸最熟悉醫院　D.派下一代從醫

14. 由全國十大死因來看，哪一項可說是年輕人最大殺手？

A.癌症　B.腦中風　C.事故傷害　D.糖尿病

15. 全民健保後醫療體系的變化，以下何者為非？

A.病人擁至大醫院　B.外科醫師青黃不接　C.外包成為趨勢　D.醫療疏失減少

16. 全民健保給付之特異現狀，以下何者為非？

A.醫師不論資歷給付相同　B.健保局自行決定點值給付比例　C.看得越多，給付越少　D.依藥物廠牌價格給付有異

17. 疾病之發生，在於三項因子互動失衡所致，哪項為非？

A.致病因子　B.本身身體　C.環境　D.機運

18. 三高症候群，以下何者為非？

A.新陳代謝症候群　B.血糖，血壓和高血脂　C.及早治療可以根治　D 屬於慢性病

19. 由全國十大死因之分析，以下何者有誤

A.炎症高居首位　B.前幾名都是慢性病　C.事故傷害平均不超 50 歲　D.大多可以有效防範

20. 有關流感防治，以下何者為非？

A.疫苗是有效防治方法　B.加強醫護訓練有必要　C.隔離檢疫成效不佳　D.流感發生時醫院為高危險區

21. 全民健保後醫療體系的變化，以下何者非？

A.醫院成為經營困難事業　B.非醫療專業取代醫師成為管理者 C.醫生個人產值提升　D.醫院倒閉時有所聞

22. 有關機車事故傷害，何者為非？

A.事故傷害是年輕人最大殺手　B.強制安全帽佩帶改善車禍致死率　C.強制安全帽佩帶改善車禍肇事率　D.最安全的作法是不騎車

23. 防範醫療疏失，何者為非？

A.鼓勵通報　B.及早介入　C.結構改善　D.犯錯處罰

24. 有關健康檢查之真諦，何者為非？

A.每個年齡層各有不同需求　B.專家解說和追蹤，才是最重要部分　C.體檢和健康是兩回事　D.高階檢查才是健康保障

25. 目前（民國 96 年）可以自己在家檢測的項目不包括

　　A.血壓　B.血糖　C.尿酸　D.膽固醇

26. 有關痛風治療觀念何者有誤？

　　A.控制飲食　B.發作時再服藥　C.定期檢測追蹤
　　D.發作表示治療不佳

27. 有關痛風現況，以下何者正確

　　A.痛風以女性居多　B.痛風可以根治　C.尿酸高即痛風
　　D.目前僅有不到 20%病人有固定門診控制

28. 根據健康的定義，沒有哪一項？

　　A.身體　B.心理　C.社會　D.靈魂

29. 有關健康的正確概念，何者為非

　　A.健康首先來自於自覺　B.健康管理靠自己最實在　C.健康管理花費昂貴　D.醫療不等同於健康

30. 有關醫院投訴，何者為非？

A.只有病人可以投訴　B.最常被投訴者為醫生　C.最常被訴病的是態度問題　D.投訴是改善的契機

31. 宗教醫院不應該走哪條路？

　　A.非營利醫院　B.支援偏遠地區　C.幫助弱勢團體　D.宣教

32. 市立醫院的職責不包括哪項？

　　A.社會服務　B.社區醫療　C.推行公衛　D.升等醫學中心

33. 如何找到可靠的醫生，不包括哪項？

　　A.口耳相傳　B.同儕推薦　C.專業證照　D.廣告文宣

34. 以下何者非防禦性醫療？

　　A.多做無謂檢查　B.多方照會各科　C.畫押簽字存證　D.來者不拒

35. 事故傷害防治 6 個 E 中研究不包括哪項？

　　A.Engineering　B. Evaluation　C. Enforce　D. Endure

36. 為了改善偏遠地區醫療，何項難以做到（於法難容）？

　　A.鼓勵宗教醫院下鄉　B.提高補貼　C.放寬當地醫師資格管制 D.輪派公家醫師下鄉

37. 臨床治療之依據在於以下三項組合，除了哪一項？

　　A. Evidence　　B. Experience　　C. Guideline　　D. Goal

38. 看病前的準備，不包括哪項？

　　A.確認看病的必要　　B.詢問醫生親友意見　　C.整理過敏，
藥物和症狀　　D 繳健保費

39. 由於健保刻刪濫行，造成醫療品質改變，以下何者為非？

　　A.內外婦兒科醫師萎縮　　B.原廠藥品改用學名藥
C.醫療人球改善　　D.醫護人員流動率高

40. 台北萬芳醫院年度健檢傳出疑似誤判 X 光片，未盡及時告知
義務，造成師大附中于姓老師延誤就診，一年後因咳嗽不止
才被馬偕醫院診斷出是肺癌第三期，院方未承認疏失，只表
示歉意。萬芳胸腔科李姓主任說，于老師胸部 X 光片所顯示
的白點，有可能是因為老化而引起的正常鈣化現象，由此可
見何者是關鍵？

　　A.陽春健檢形同虛設，更貴才有用　　B.健檢醫院專業訓練
加強　　C.善盡告知解說與安排追蹤　　D.一年一次健檢不夠

41. 對於燙傷初步處理，何者有誤？

　　A.沖脫泡蓋送　　B.冷水沖洗30分鐘以上　　C.小嬰兒燙傷可
浸泡冷水降溫　　D.不可濫塗牙膏醬油

42. 根據破窗理論，何者有誤？

A.守望相助有必要　　B.人情疏離終釀大禍　　C.防微杜漸才是治安良方　　D.破窗救人乃權宜之策

43. 外傷處理要項不包括哪項？

A.清洗傷口　　B.移除異物　　C.止血帶綁緊止血　　D.覆蓋傷口

44. 跌倒撞到頭，處理何者不適當？

A.局部冰敷　　B.觀察腦震盪現象　　C.做電腦斷層檢查　　D.止痛

45. 控制慢性病不力，應該換人看的情況何者為非？

A.沒有衛教　　B.沒有親切笑容　　C.沒有調整劑量　　D.不開慢性處方簽

46. 所謂醫院黑店違法，以下何者為非？

A.擅自加碼要錢　　B.使用假藥　　C.以少報多　　D.不看健保

47. 防止傳染病的策略，何者不適當？

A.研發疫苗　　B.決戰境外　　C.隔離檢疫　　D.各自疏散

48. 決定醫護人員的好壞，以下何者非必要條件？

A.職位　B.訓練　C.品格　D.教育

49. 新興疾病之產生，以下何者無關？

A.人類親近大自然　B.國際交通便利　C.天命輪迴
D.病毒突變

50. 有關醫療疏失，何者為非？

A.只要小心可以將疏失降到零　B.應建立無罪通報制度
C.必須從結構上來做調整　D.謹遵標準流程為首要防治
步驟

51. B 型肝炎預防注射計畫，以下何者為非？

A.民國 73 年 7 月，台灣開始執行　B.台灣國病 B 型肝炎，
人口超過 90%感染，其中 20%為帶原者　C. B 型肝炎疫苗
注射後十年，明顯見到成果，十歲以下兒童之 B 型肝炎帶
原率從過去的百分之十降到現在之百分之 1.5　D.老年型
肝癌也日趨罕見

52. 有關全民健保，以下何者為非？

A.民國 83 年，公佈全民健康保險法　B.84 年年成立中央
健康保險局開辦全民健保　C.國內民眾每年就診次數到
達十四次，老人則達二十四次　D.民眾滿意度差，僅達
30%

53. SARS 帶來震撼，以下何者為誤？

A.民國 92 年爆發國內首例 SARS，紛擾近半年　B. 92 年 7 月自 SARS 疫區除名　C.衛生署長林芳郁因此下台　D.第一線醫護人員死傷慘重　E.發燒篩檢站如今都已經內化

54. 台灣目前根絕的疾病，以下何者為非？

A.小兒麻痺症，天花　B.水痘　C.狂犬病　D.瘧疾

55. 根據 WHO 重新定義，而有新陳代謝症候群之產生，以下何者為非？

A.俗稱三高症候群　B.治療上先從改善生活習慣著手　C.包括血壓，血糖，脂血症之異常　D.健保不給付　E.以上皆是

56. 過勞死何者為非？

A.正式名稱為職業引起急性循環系統疾病　B.絕大多數猝死來自於心血管疾病，造成中風或是心肌梗塞而突然死亡　C.台灣人工時超長，世界第一，為過勞死之原因　D.猝死死因多為心臟病（VT or VF），其中大部分是負擔家計的中年人　E.不限階層，不分男女，其所造成之社會與家庭之損失，難以估計與量化

57. 災難檢傷分類原則，以下何者為非？

A.和醫院急診檢傷不同　B.其原則為先救垂危但有存活希望　C.心臟停止則放棄　D.明顯感染者要隔離　E.死亡者為檢傷一級

58. 防疫策略最理想做法次序為何？（1.決戰境外　2.海關檢疫　3.社區管制　4.醫院隔離　5.個人保護）
A2345　B.51234　C.54321　D.12543

59. 有關家庭醫師，以下何者為非？
A.為社區健康之守護神　B.來自醫學中心之人力派遣　C.家庭成員是其醫療照顧的重心　D.能夠讓每個家庭都能獲得基本的保健醫療照顧　E.是互利、教育、服務、諮詢和健康管理的家庭專用醫師

60. 以下何者為非？
A.憂鬱和憂鬱症不同　B.憂鬱症會導致自殺　C.憂鬱症和骨質疏鬆、心臟病、中風不相關　D.憂鬱症可以心理諮詢和藥物治療　E.百憂解，被稱為心理整型藥

61. 精神病流行病學，何者為非？
A.全世界智能不足者一億兩千萬，憂鬱症一億　B.精神官能症占人口5%，老年人20%有失智症　C.精神分裂占台灣人口0.3%　D.發病都在中年以後　E.抽煙和酒癮是廣義的精神病

62. 天才創造力產生的條件，以下何者不包括在內？

A.活得夠久　B.有訓練機會　C.要有材料和設備
D.要生活無虞　E.不受干擾的創作自由

63. 有關癌症，以下何者為非？

A.癌症的發生來自於病毒、黴菌、射線、化學致癌劑等是癌細胞的「教唆犯」，引起細胞遺傳物質 DNA 突變　B.癌細胞，躲過免疫追殺，慢慢地發展成癌細胞集團　C.由於癌的潛伏期長，所以癌症病人以老年人為多　D.死亡率高於 70%，故稱癌症為絕症

64. 老人社會的定義以下何者為非？

A.是年齡在六十五歲以上　B.老化社會是指整個社會超過六十五歲者佔總人口 10%以上　C.老年社會則是指整個社會超過六十五歲者佔總人口超過 14%以上　D.老化指數在日本最快僅二十五年，預估台灣為二十六年

65. 有關老人事故傷害方面，以下何者為非？

A.外在環境如照明設備不足、衣著裝備不適，以及居家生活環境不良，都是造成老人家容易受傷的因素　B.傷害的原因以跌倒最常見，往往造成骨折　C.外傷致死以跌倒最多見　D.外傷的型態則以骨折、鈍挫傷、撕裂傷和燒燙傷為主　E.須提防隨之而來的心肺衰竭、內出血、血管阻塞和傷口感染等後遺症

66. 根據 2005 年統計，我國老人 65% 有慢性疾病，以下何者為非？
A.其中心血管疾病占 55%，為最常見　B.住院病患十大死因以肺炎流行性感冒最常見　C.疫苗注射可使死亡率降低達八成　D.老年人在內的高危險群疾病患要有 80% 注射率的計劃，才能真正的達到預防的效果

67. 老人疾病特點為？
A.合併慢性病，就醫延遲　B.惡化快，復原遲，住院期間較長　C.死亡率高於一般五倍，併發症多　D.預後不佳，病後仍需長期照護　E.以上皆是

68. 老人失智症之流行病學，以下何者為非？
A.常見為阿爾茲海默病與血管性失智症　B.發生率美國 0.9～3.4%，台灣 2%　C.隨年齡增加而增加，記憶障礙最早發生　D.發病和營養狀況有關聯　E.由發病至死亡約 8～9 年，台灣則更早死亡

69. 有關帕金森症，以下何者為非？
A.發生率 0.1%，六十五歲以上老人 1% 罹患　B.近年有有年輕化趨勢，很多中年人開始就有症狀　C.症狀包括緩動症、顫抖、肌肉與關節僵硬、撲克臉、失去平衡感易跌倒，造成身體肌肉協調動作異常　D.及早治療可以根治

70. 安樂死實施的條件不包括哪項：

A.病人自願　B.良好醫病關係　C.疾病無可救藥且痛苦
D.家屬無力照顧　E.醫界同儕諮詢認可　F.書面同意

71. 目前醫院急診對於到院前死亡病人之急救何者正確？

A.屬於檢傷四級　B.心肺按摩對於溺水和兒童應該積極搶救　C.能夠提供葉克膜之維生系統　D.必須在家屬同意之下，才可以宣布死亡，停止急救措施

72. 安寧療護的精神，以下何者為非？

A.收治瀕死病人　B.停止藥物治療　C.學習生死過程
D.兼顧身、心、靈之協調　E.全家人參與

73. 目前健保對於安寧療護之給付不包括哪一項？

A.癌症　B.漸凍人　C.腦死　D.以上皆可給付

74. 有關猝死，以下何者為非？

A.發作前毫無警訊　B.全民心肺按摩以爭取搶救先機　C.自動電擊器證實有效　D.大多死於心血管疾病　E.以上皆是

75. 根據世界長壽村人瑞的經驗，以下何項不包括？

A.不吸煙　B.運動　C.人際關係　D.生活習慣　E.經濟

76. 社區一詞來自於拉丁文，它的特徵有四點，哪一項除外？

A.一定地區　B.相當人口　C.政府　D.共同生活關係　E.共同理念文化

77. 過勞死的高危險群是哪些？哪一項除外？

A.超時間的工作者　B.夜班多，工作時間不規則　C.長時間睡眠不足者　D.自我期許高，並且容易緊張者　E.幾乎沒有休閒活動者　F.以上皆是

78. 對於醫療疏失之正確觀念，以下何者為非？

A.疏失經常發生，難以根絕　B.疏失可以防制，可以減小傷害　C.病人沒有必要參與　D.要找出結構性缺失來改進　E.及早介入，正面應對

79. 有關乳癌，以下何者不適當？

A.百分之九十的乳癌是自己發現的，往往太遲了，故鼓勵健康檢查，透過先進儀器和專業檢查可以提早發現　B.男性乳癌發生率少且死亡率低　C.四十歲以上婦女、家族罹患乳癌病史、乳房受到射線照射、初經較早或停經較晚者、超過三十歲生頭胎等婦女，是乳癌高危險群　D.乳癌和食物或是荷爾蒙有關

80. 健保開辦至民國 96 年時，台灣現有各級醫院形成兩極化，只有哪兩種形式醫院可以生存？

A.醫學中心和個人診所　B.區域醫院和地區醫院　C.社區醫院和個人診所　D.聯合門診和地區醫院

81. 在今日健保架構下，處處受限於規定，如何形容醫療行為最合適？

A. Medicine is art　B. Medicine is science　C. Medicine is political　D. Medicine is nothing　E. Medicine is love

82. 健保推行後發生的副作用以下何者為非？

A.醫療糾紛增加　B.訛詐健保猖獗　C.醫生不務正業增加　D.國民健康顯著提升　E.醫病關係惡化

83. 照顧失智老人的要點，不包括以下哪項？

A.預防走失，可給癡呆老人配戴刻有姓名、住址、電話的手環，家中大門需做適當的調整，防止患者自行離家　B.安全上考量，如瓦斯爐加蓋以避免患者不當使用，藥物放在病人拿不到的地方等　C.安排固定的生活作息，鼓勵患者做其能力範圍內的事　D.隨時糾正與導正病人言行　E.依醫師處方使用藥物　F.照顧者也需要適當的休息，可安排替代性照顧方案（如日間看護員等）

84. 事故傷害，以下何者為非？

A.是年輕人最大的殺手　B.民國 86 年起強制騎機車佩戴安全帽，就能有效的改善機車車禍伴隨的頭部外傷致死之悲劇　C.強制騎機車佩戴安全帽，也因此改善機車肇事率D.拒絕騎乘機車，才能避免機車肇事　E.加強勞工安全檢查與職業傷害防治，也能減少勞動人口之事故死傷

二、問答題

1. 就醫策略擬定有哪些？哪些是有待他日改進的？哪些是現在就可以做到的？

2. 試闡述醫學與家庭的關係，分成以下來論述。個人生病會怎樣影響家庭生活？全民健保實施前後民眾就醫行為之差異？如何善用健保資源維護全家人的健康？如何維持健保永續經營而不墜？

3. 如何在工作、家庭與健康間取得平衡？如何防止職業傷害？
   過勞死之定義為何？過勞死防制對策為何？

4. 人生最後的歸程，你可曾打算過？送到急診已經沒有心跳呼
   吸的病患，一般插管急救多久？現行安寧醫療只給付哪些項
   目，你知道嗎？

5. 隨著經濟蕭條，自殺蔚為風潮，你有何對策？安樂死的條件
   為何？它和尊嚴死有何不同呢？

6. 根據世界長壽村的生活方式，有哪些你現在可以做到？有哪
   些你做不到，為何做不到，想想看，試述之。

7. 開學至今，除了上課外還有補充教材，老師的部落格也不斷
   的放送，印證本課程之宗旨，你可曾從本課程中學到什麼讓
   你耳目一新的觀念？試述之。

應用科學類　PB0006

健保與保健
——醫病雙贏之道

作　　者 / 王國新
責任編輯 / 黃姣潔
圖文排版 / 陳湘陵
封面設計 / 陳佩蓉

發 行 人 / 宋政坤
法律顧問 / 毛國樑　律師
印製出版 / 秀威資訊科技股份有限公司
　　　　　114 台北市內湖區瑞光路 76 巷 65 號 1 樓
　　　　　電話：+886-2-2796-3638　傳真：+886-2-2796-1377
　　　　　http://www.showwe.com.tw
劃撥帳號 / 19563868　戶名：秀威資訊科技股份有限公司
　　　　　讀者服務信箱：service@showwe.com.tw
展售門市 / 國家書店（松江門市）
　　　　　104 台北市中山區松江路 209 號 1 樓
　　　　　電話：+886-2-2518-0207　傳真：+886-2-2518-0778
網路訂購 / 秀威網路書店：http://www.bodbooks.tw
　　　　　國家網路書店：http://www.govbooks.com.tw
圖書經銷 / 紅螞蟻圖書有限公司
　　　　　114 台北市內湖區舊宗路二段 121 巷 28、32 號 4 樓
　　　　　電話：+886-2-2795-3656　傳真：+886-2-2795-4100

2009 年 07 月 BOD 一版
定價：270 元
版權所有　翻印必究
本書如有缺頁、破損或裝訂錯誤，請寄回更換

Copyright©2009 by Showwe Information Co., Ltd.
Printed in Taiwan
All Rights Reserved

國家圖書館出版品預行編目

健保與保健──醫病雙贏之道 / 王國新著.--一版.
--臺北市：秀威資訊科技, 2009.07
　　面；　　公分.--（應用科學類；PB0006）
BOD 版
ISBN 978-986-221-206-6（平裝）

1.全民健康保險　2.醫病關係

412.56　　　　　　　　　　　　　98004983

讀 者 回 函 卡

感謝您購買本書，為提升服務品質，請填妥以下資料，將讀者回函卡直接寄
回或傳真本公司，收到您的寶貴意見後，我們會收藏記錄及檢討，謝謝！
如您需要了解本公司最新出版書目、購書優惠或企劃活動，歡迎您上網查詢
或下載相關資料：http:// www.showwe.com.tw

您購買的書名：＿＿＿＿＿＿＿＿＿＿＿＿＿＿＿＿＿＿＿＿

出生日期：＿＿＿＿＿年＿＿＿＿＿月＿＿＿＿＿日

學歷：□高中 (含) 以下　　□大專　　□研究所 (含) 以上

職業：□製造業　□金融業　□資訊業　□軍警　□傳播業　□自由業
　　　□服務業　□公務員　□教職　　□學生　□家管　　□其它＿＿＿＿

購書地點：□網路書店　□實體書店　□書展　□郵購　□贈閱　□其他

您從何得知本書的消息？

　　□網路書店　□實體書店　□網路搜尋　□電子報　□書訊　□雜誌

　　□傳播媒體　□親友推薦　□網站推薦　□部落格　□其他＿＿＿＿＿＿＿

您對本書的評價：（請填代號　1.非常滿意　2.滿意　3.尚可　4.再改進）

　　封面設計＿＿＿　版面編排＿＿＿　內容＿＿＿　文／譯筆＿＿＿　價格＿＿＿

讀完書後您覺得：

　　□很有收穫　□有收穫　□收穫不多　□沒收穫

對我們的建議：＿＿＿＿＿＿＿＿＿＿＿＿＿＿＿＿＿＿＿＿

＿＿＿＿＿＿＿＿＿＿＿＿＿＿＿＿＿＿＿＿＿＿＿＿＿＿＿＿

＿＿＿＿＿＿＿＿＿＿＿＿＿＿＿＿＿＿＿＿＿＿＿＿＿＿＿＿

＿＿＿＿＿＿＿＿＿＿＿＿＿＿＿＿＿＿＿＿＿＿＿＿＿＿＿＿

請貼
郵票

11466
台北市內湖區瑞光路 76 巷 65 號 1 樓

秀威資訊科技股份有限公司　　　收

BOD 數位出版事業部

∙∙∙

（請沿線對折寄回，謝謝！）

姓　　名：＿＿＿＿＿＿＿＿＿　年齡：＿＿＿＿　性別：□女　□男

郵遞區號：□□□□□

地　　址：＿＿＿＿＿＿＿＿＿＿＿＿＿＿＿＿＿＿＿＿＿＿＿＿

聯絡電話：(日) ＿＿＿＿＿＿＿＿＿　(夜) ＿＿＿＿＿＿＿＿＿

E-mail：＿＿＿＿＿＿＿＿＿＿＿＿＿＿＿＿＿＿＿＿＿＿＿